べんつうのはなし

排便の悩み解決

はじめに

人が健康な生活を送るには「快食・快便・快眠」が必要と言われてきました。日々の生活の中で、あまり意識されていない言葉ですが、人が健康に生きていくには不可欠な条件です。

快食と快眠については人前で何の臆面もなく語られていますが、快便についてはあまり語られていないのが実情です。これは、便は汚物であるという考えと、便は臭気を伴うことから多くの人にとって快い話題にはならないのでしょう。

しかし植物界でも、晩秋には樹木が落葉するように動物の世界でも食べた物は老廃物として健全に排泄されます。すなわち、快便も人が健康に生きていく上で必要なことなのです。

今回、本書で取り上げた「べんつう」異常は、大腸癌に因るものを除いた便秘症の多くは直接命に関わることはありません。しかし便秘が高じると、快適な日々を過ごすことができず、鬱々と過ごすことになり心身ともに生活の質（ＱＯＬ）が低下します。

一方、便もれ（便失禁）は社会的にあまり知られていませんが、急に症状が起こると仕事や学業生活に差し支えることになります。たかが「便もれ」と思われるかもしれませんが、患者さんにとっては不安で、家族や医師にすら相談しづらく人知れず悩んでいるのが実情です。特に外出時、「どこにトイレがあるのか」「買い物の途中で我慢できなくなったらどうしょう」といった不安から抑うつ的になる人もいます。

医師の立場から見ても、「べんつう」異常は重症の病気ではないと考え、命に関わる病気を優先する傾向があるように思います。しかし多くの人々が「べんつう」異常、中でも便秘症に悩み、快適な日常生活が妨げられていることを認識する必要があります。

そこで本書では、人々がこれまで話題にすることを避けてきた「べんつう」の悩みを正面からとらえ、「べんつう」異常の病態を明らかにし、その予防と一人一人で異なる病態に個別化した治療法を解説します。

さらに後半では、歴史上の偉人と言われる人たちの健康状態、特に「べんつう」異常について現代医学の観点から捉え直し、どのように整えるかを考えました。

ただ私は歴史家ではありませんので、史料の信ぴょう性や逸話が史実かどうかについて述べることは出来ません。あくまで集めた資料から推測できる偉人の「べんつう」異常について、臨床医の目でその予防と治療法について考えてみました。

きっと読者の皆さんは「歴史上の偉人も私たちと同じ人間としてべんつうの異常に悩んだのだ」と、あるいは「偉人たちが整えようと努力した内容が、現代の私たちにとって手本であったり、あるいは反面教師でもある。」ことを知るでしょう。

私の「べんつう」異常に関する研究は、赤ちゃんで健康な「べんつう」が起こらないため腸閉塞を引き起こす鎖肛《さこう》(肛門が生まれつき閉じている病気)の治療から始まりました。さらに大人の患者さんでは、自然肛門を残した直腸癌手術後に起こる「べんつう」異常についても研究を広げていきました。

そしていかに健康な「べんつう」を保つことが、人が健康に生きていく上で大切かを患者さんとともに悩み、考えてきました。

これ迄の50年にわたる治療と研究の成果を元にして、現在は高齢者の「べんつう」異常に対する診療に日々携わっています。一言で便秘症と言っても一人一人、便秘の病態は異なります。異なる病態を客観的に把握して、その人に適した個別化した治療が便秘症においても必要です。

私は、本書が人知れず「べんつう」異常に悩んでいる患者さんにとって健康回復の一助となって、快適な日常生活を送れるようになることを願っています。

べんつう列伝　偉人もべんつうに悩んでいた———101

第1章

便と向き合う

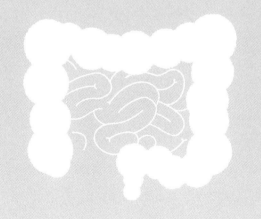

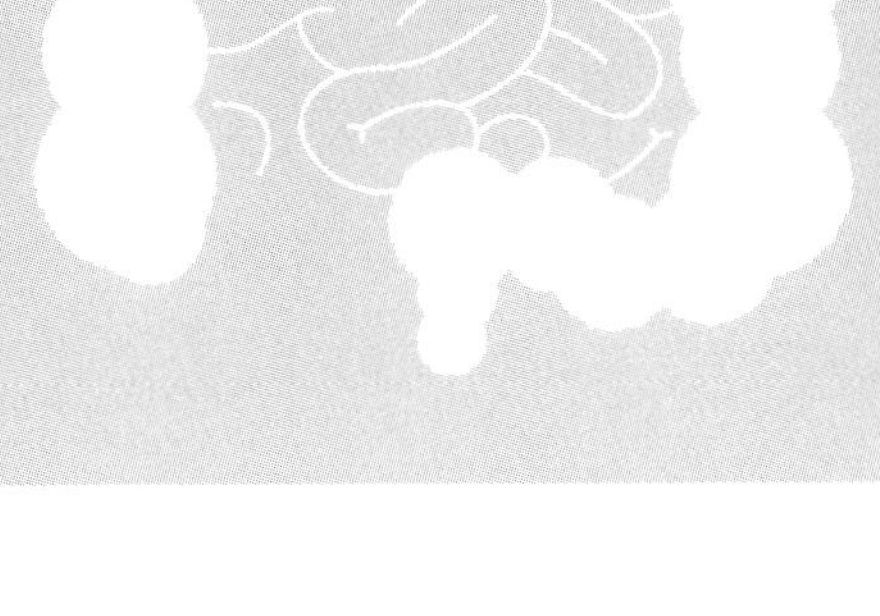

1　便の話をするのは恥ずかしいですか？

昔から健康維持の秘訣《ひけつ》は「快食・快便・快眠」と言われてきました。これら三つの秘訣の中で、快食と快眠については遠慮することもなく、おおらかに語られてきました。しかし快便については、健康の秘訣の一つにも関わらず人前で語ることがはばかられています。恥ずかしいという感情が先に立つからでしょうか。

私が4、5歳の頃、大正生まれの母は私を連れて出かける前、「ごふじょうへ行ったか?」とよく声をかけていました。その頃は「ごふじょう」という言葉の意味はよく分かりませんでしたが、何となく子ども心に「オシッコに行ったか?」ぐらいの意味かと思っていました。「ごふじょう」とは「御不浄」という漢字で表し、トイレを指す言葉でした。トイレを「清浄でない、忌み嫌われる場所」と当時の大人は考えていたのでしょう。

このように便は「汚いもの」「汚物」とみなされていました。そのためか、当時の我が家のトイレは、生活している棟から離れた北側の隅にあり、日常の寝食する場所から離れていました。トイレが汲み取り式であったことから、離れた場所に置かれていたのは当然とはいえ、両親をはじめ当時の人々の便に対する考え方がここにも表れています。

2　便は農業や自然の循環に役立ってきました

衛生的な面から、社会では、「便」は汚物として見なされていました。しかし長い歴史の中で、農作物の肥料として利用されてきたのは事実であり、「便」の果たしてきた役割を考えると、必ずしも忌み嫌うものではないと思います。

農耕時代から「便」や「尿」が農作物の収穫に必要であることが分かっており、江戸時代には人の糞尿である下肥（しもごえ）がお百姓さんたちに農作物の肥料として重宝がられていました。私が子どもだった昭和20年代でも、近郊の農家が家の汲み取り式の便所に出向き、汲み取った便や尿を下肥として利用していました。このように「便→農業→食→人」が一つの環につながっていました。サスティナブル

（持続可能）な農業だったのです。

一方、動物の便はどうでしょうか？　動物の便はその動物や、他の動物の食物となることがあります。例えばネズミやウサギは自分の便を餌として食べるといわれています。また動物が植物の実を食べると、飲み込んだ種は便として排出され、さらに発芽して草花に成長します。

このように自然界では、便は食され、そして再び排泄《はいせつ》物となって自然に還元されています。動物の排泄物は動植物界で多様な役割を担っており、無駄なものではありません。

3　便は生きている証しです

これまで便は汚物として扱われ、衛生面からも忌み嫌われてきたのは事実です。しかし人の健康は「快食・快便・快眠」の三つが守られて始めて維持できるものです。その一つである「快便」は、人の生理的欲求による排便によって感じられ、ときに爽快感すらもたらします。まさに便は人が生きている証であり、健全な排便は人の健康生活に欠かせないものです。

一方で、排便に異常が出ると、人は精神的に落ち着かなくなり、日常の生活に支障をきたすことがあります。さらに腹痛、便秘、下痢、便もれなどのおなかの症状に悩まされることになります。

これら排便の異常は、それ自体が直接命に関わることはありませんが、快適な日々を過ごすことができず、心身ともに生活の質（ＱＯＬ）を低下させます。

4　便や排便の研究が発展しています

医学の分野で、大腸・直腸の研究は脳や心・肺に比較すると少なく、中でも排便に関わる腸管機能の研究は極めて少ないようです。

かつて大人の外科（消化器外科）において、直腸がんの手術といえば命を救うことが第一で、本来の肛門を残さずほとんどが人工肛門となった時代がありました。

ところが、がんの進行度と部位によって救命率を低下させることなく本来の肛門を残すことができる時代を迎えてから、手術後のQOL向上をめざして排便を整える研究が発展し始めました。

一方、子どもの外科（小児外科）では、それ以前から排便の異常をきたすことがある鎖肛《さこう》（生まれつき肛門が閉鎖した病気）やヒルシュスプルング病（先天性巨大結腸症）の治療に直面していたため、直腸・肛門機能の研究は消化器外科に一歩先んじて始められていました。

消化管の機能をみるには、主に消化管の圧測定が用いられてきました。排便に関与する肛門括約筋の測定には筋電図も用いられています。人の腸管を顕微鏡で観察すると、脳で働いているホルモンが腸管に分布していることが分かりました。さらに、腸管とストレスがお互いに関与していることも分かりました。

このように、脳と腸管は互いに機能的に関与し合っていることを「脳腸相関」と言います。腸は「第2の脳」として注目されているのです。

さらに最近では、腸内細菌と排便異常に関する研究も発展しています。腸内がどのような細菌で構成されていれば健康な便が作られるのか、大腸の運動が活発になるのかなど、健康長寿の社会の実現に向けて、今後のさらなる解明が期待されます。

5　便は高齢化社会の大きな課題です

日常生活を支障なく送れている高齢者でも、加齢とともに排便機能に関与する大腸の運動機能、直腸に便をためる機能、そして肛門を締める肛門括約筋の機能が低下します。その結果、便秘や便もれといった排便異常が出る頻度が多くなり、次第に快適な日常生活が送れなくなります。

認知機能が低下した高齢者や、何らかの病気があって日常生活が妨げられている高齢者は、排便に至るまでの動作のどこかで支障をきたすことがあります。すなわち「便意を感じる→トイレまでの移動→トイレを認識する→下着をおろす→便器に座る→排便する→後始末をする→衣服をつける→部屋に戻る」という一連の動作のどこかで支障をきたすことがあるのです。

例えば認知症の高齢者がトイレ以外で排便をしてしまうのは、「ここがトイレである」と認識できていないからです。このように本人による自己管理が難しいので、家族や介護職の方の支援が必要となります。

高齢化社会を迎えている今、これらの問題を避けて通ることはできません。

第2章

排便のメカニズム

1 便ができて排泄されるまで

2 排便のメカニズム

3 排便機能の検査法

4 スムーズに排便をするには

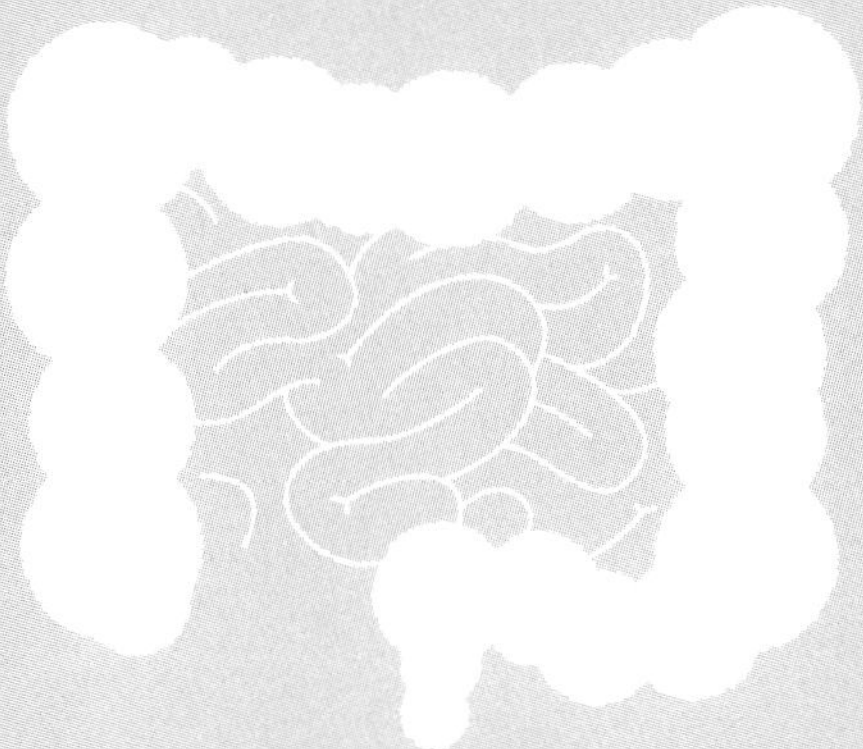

1　便ができて排泄されるまで

健康な人は通常、１日に１kgの食物と２ℓの飲料を取っていて、排泄される便は１日で１００〜２００gになります。口から食べた物は、消化管の各部位で消化・吸収され、残った物が便として排泄《はいせつ》されます。

※解剖学的に消化管は次の部位からなります。食道→胃→小腸（十二指腸・空腸・回腸）→大腸（結腸）→直腸

ここで、それぞれの消化管の機能を説明します（図１）。

①**食道**　口の中で噛み砕かれた食べ物は、口腔から食道に入ります。食道の筋肉は収縮して食べ物は胃へと送られます。

②**胃**　胃に入った食べ物は、胃の収縮運動によってさらに細かくつぶされ、分泌された胃酸やペプシンなどにより消化されます。

③**小腸**　胃から十二指腸に入った食べ物は、膵液や胆汁と混じり合い、消化がさ

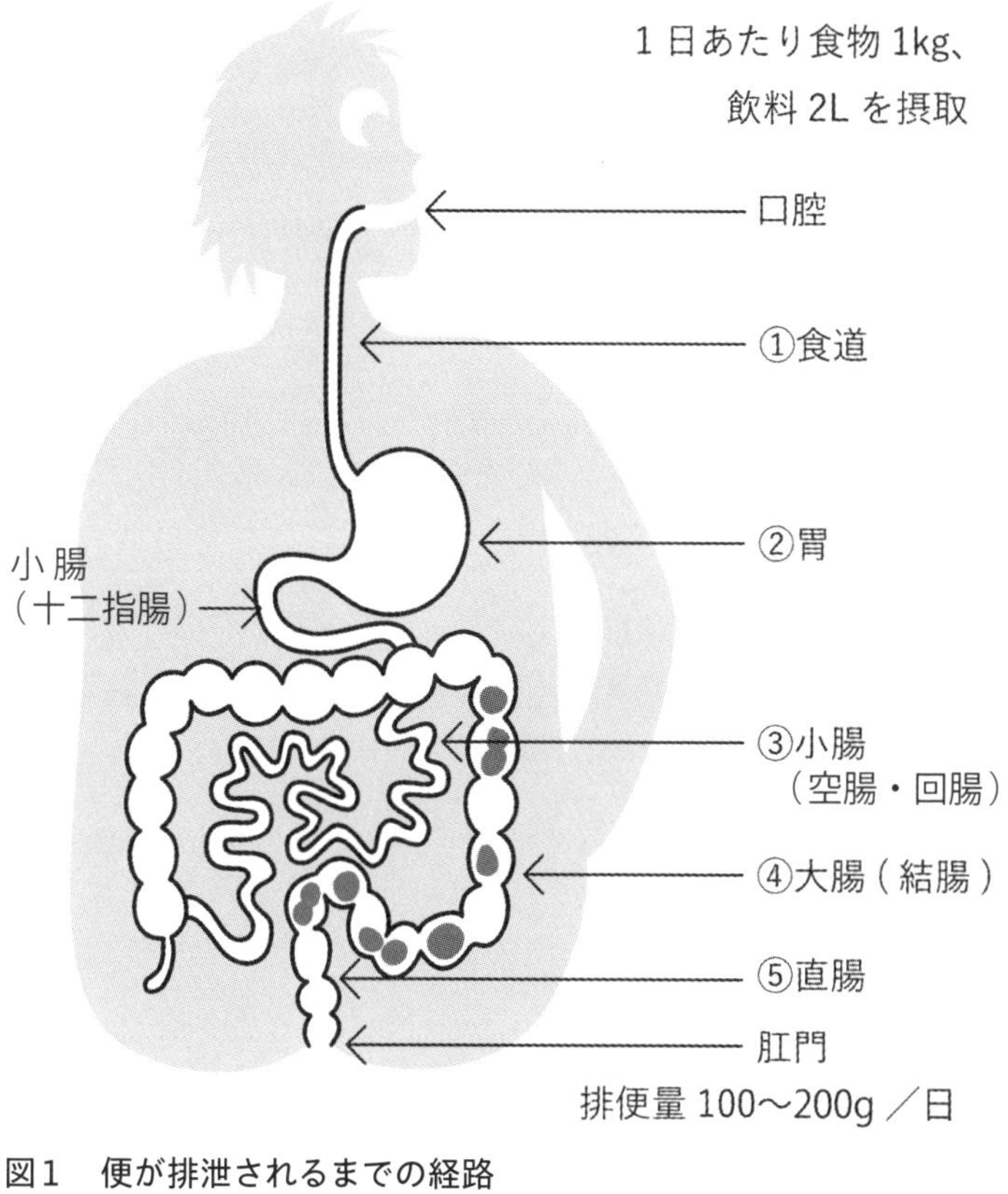

図１　便が排泄されるまでの経路

口から食べた物は、各消化管の部位で消化・吸収され、残った物が便として排泄されるらに進みます。小腸に入ってくる水分は1日に9ℓですが、その約8割は小腸で吸収され、大腸（結腸）に到達する水分は残りの2割です。

④**大腸（結腸）**　大腸の主な機能は、残った水分とナトリウム（ナトリウムイオン）の吸収です。100～200gの残渣となった半固形の物が糞便となって排泄されます。糞便は消化されなかった食物繊維、細菌、そして水分からなります。糞便の組成は、水分が75％と固形成分は25％で、大半は水分です。組成中、水分が多くなると下痢となり、水分が少なくなると便秘になります。

⑤**直腸**　ふだんの直腸は空虚ですが、大腸から便が送られてくると一時的にため、直腸の壁が押し広げられると便意を感じて排便反射（直腸肛門反射）を誘発します。

2　排便のメカニズム

私たちが食べた物が胃に入ると、結腸（大腸）の収縮運動が始まります。これを

「胃・結腸反射」といいます（図２）。規則正しい排便のリズムを持っている人は、朝食を取るとこの胃・結腸反射が起こります。

食道から直腸に至る消化管には、食べた物を直腸側へ送るために、食道側の消化管が収縮すると直腸側の消化管が拡張して食べた物を送る働きがあります。大腸へ送られてきた便は、さらに胃・結腸反射による収縮運動によって直腸へ送られます。この働きを「大腸の輸送能」といいます。

大腸から送られてきた便が、それ

図２　胃・結腸反射
食べた物が胃に入ると、結腸（大腸）の収縮運動が起こる。
これを「胃・結腸反射」という

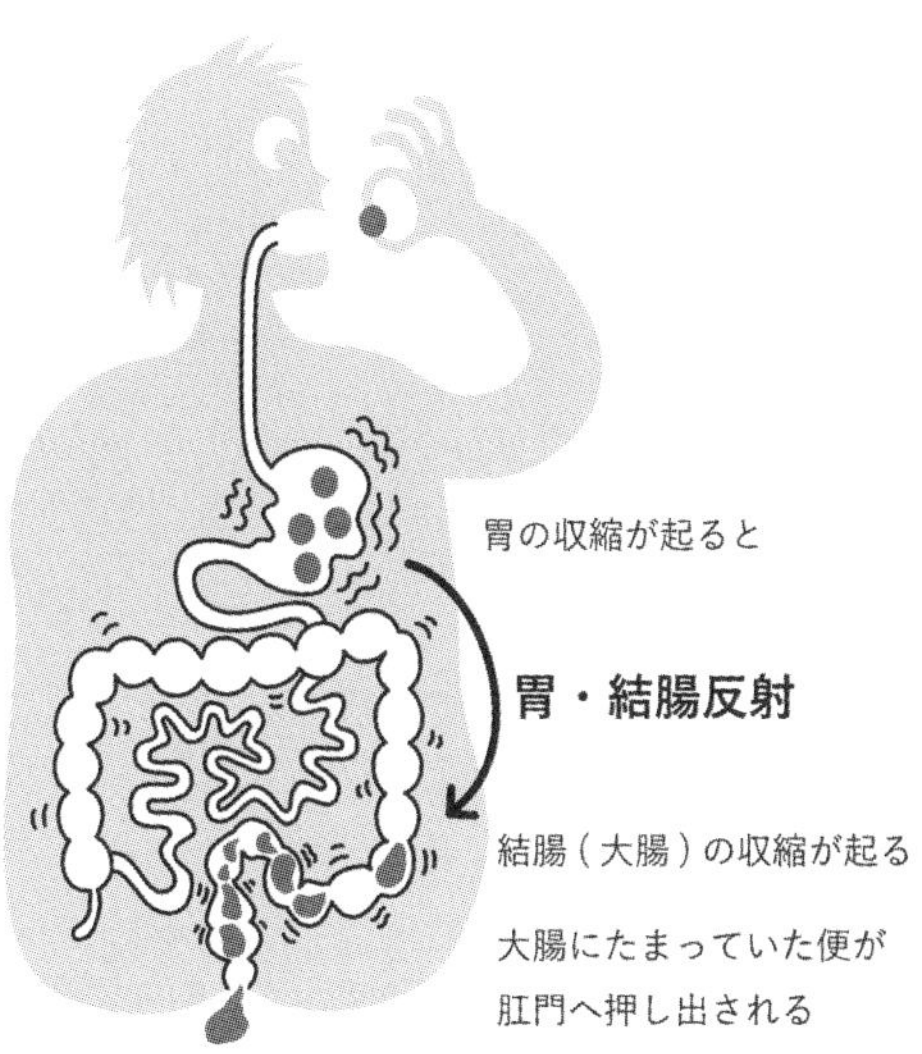

まで空虚だった直腸にたまると、直腸の壁が押し広げられ、その刺激が神経を介して脊髄から脳に伝わって便意を感じます。このように直腸は、便を一時的にためる機能と便意を感じる機能を備えていて、これを「直腸の便貯留能と排便知覚」といいます。

　肛門を構成する筋肉には、自分の意思に関係なく働く（不随意といいます）内肛《ないこう》門括約筋《もんかつやくきん》と、自分の意思で働く（随意といいます）外《がい》肛門括約筋があります。さらに内肛門括約筋の外側に自分の意思で働く外肛門括約筋があります（図3）。骨盤底筋（肛門挙筋《こうもんきょきん》）は、骨盤内の臓器を支えるとともに、便や尿などの排泄をコントロールしています。

　直腸で便意を感じてから軽くいきむと、横隔膜の筋肉と腹筋が収縮して骨盤底に圧がかかります。その圧によって直腸の圧が上がって便は肛門へ送られ、と同時に内肛門括約筋が緩みます（直腸肛門反射）（図4）。まさに便が肛門から出ようとする時、外肛門括約筋が収縮して便を押し出して排便が終わります。これら一連の働きは、ほぼ同時に連携して起こります。

図3　肛門を構成する筋肉の解剖

肛門の内側に内肛門括約筋（不随意の筋肉）、外側に外肛門括約筋（随意の筋肉）がある。骨盤底に肛門挙筋（随意の筋肉）がある

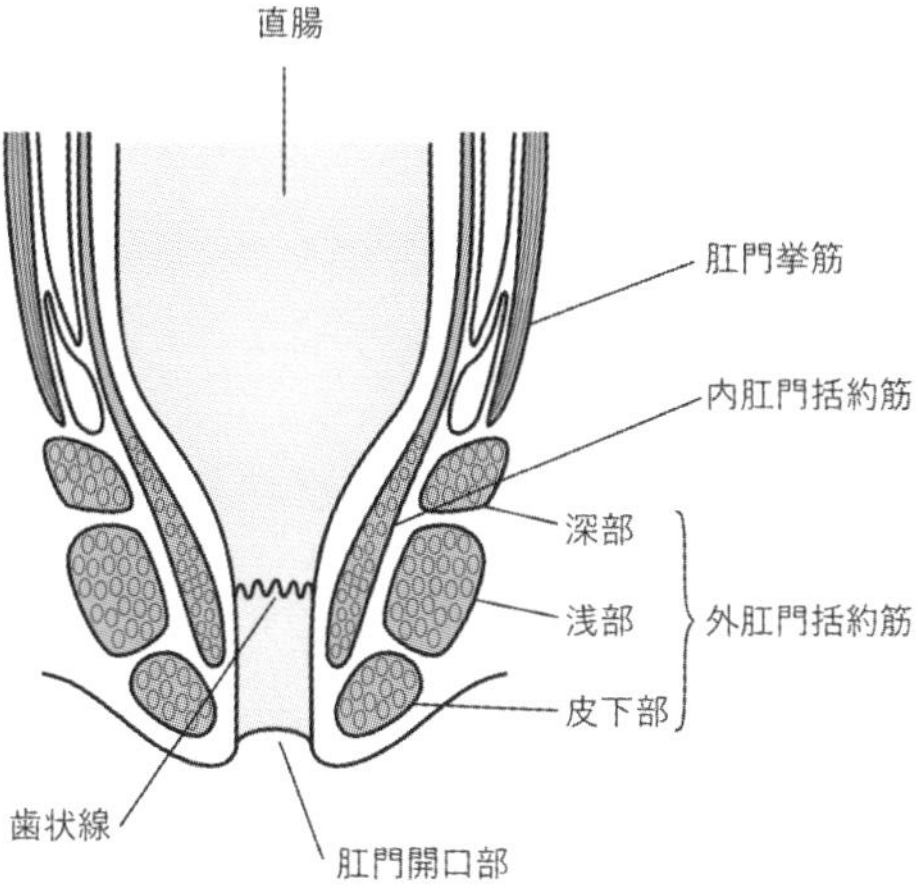

図4　直腸肛門反射

直腸が伸展される（便がたまる）と肛門圧が下がる反射を直腸肛門反射（排便反射）と言う

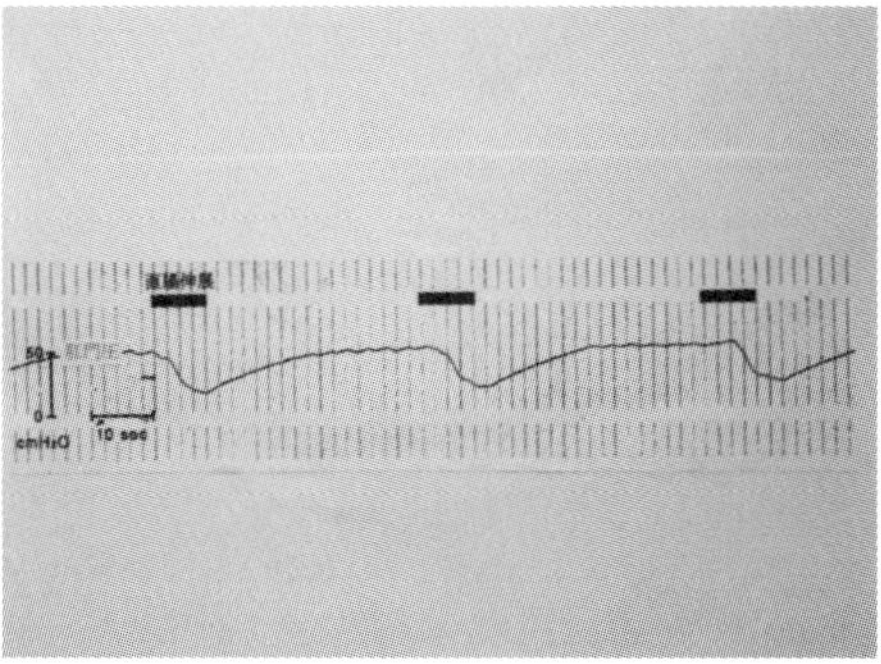

3　排便機能の検査法

排便がスムーズに行われているかどうかを調べるには、どのような検査法があるのでしょうか。

「**注腸造影**」は、大腸や直腸に便の通過を妨げる病変がないかを調べます。大人であれば、肛門からチューブを挿入し、造影剤の硫酸バリウムを注入します。その後、空気を入れて大腸粘膜面を撮影します。

子どもは、硫酸バリウムを2倍に薄めるか、水溶性の造影剤を使います。

「**腹部CT検査**」は排便機能検査の一つで、大腸の拡張の有無や便のたまり具合、直腸瘤や骨盤内の臓器の脱出など直腸周囲の臓器に病変がないかを調べます。

「**排便造影検査**」は、便の排出に異常がないかを診断するために行います。まず造影剤を直腸に注入し、透視台に設置されたポータブルトイレに座ります。いきむ前後の直腸・肛門の形や肛門括約筋の動きをエックス線で検査します。

「**直腸肛門内圧検査**」は、圧を測定するチューブを直腸に挿入し、直腸や肛門部の圧を測定します。測定する項目は、各部位での静止圧、肛門の随意収縮圧、そして排便反射（直腸肛門反射）の有無です（図5）。さらに直腸に便をためる能力や排便知覚を検査することもあります。

「**肛門超音波検査**」は、肛門から測定器具（プローブ）を肛門管内に挿入して検査を行います。特に便失禁の患者さんで、肛門括約筋の損傷や変性の有無をみるのに有用です。

「**大腸通過時間検査**」は、大腸の蠕動《ぜんどう》運動（筋肉の収縮によって生じたくびれが波のように伝わっていく運動）を調べる検査です。特に、大腸通過遅延の有無を調べるのに用いられます。エックス線不

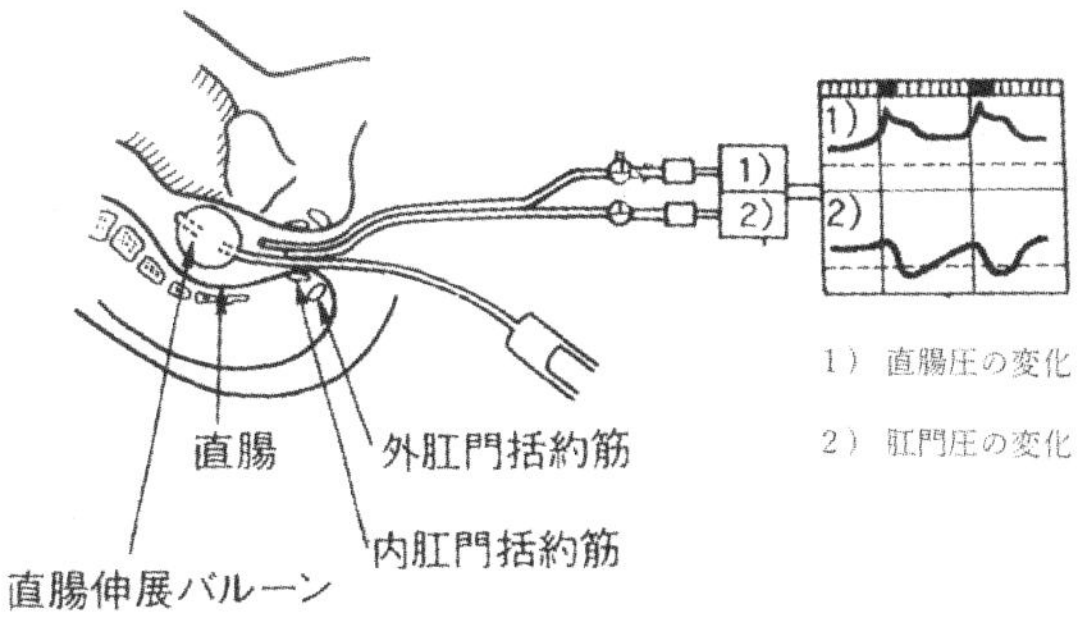

図5　直腸肛門内圧検査
圧を測定するチューブを直腸に挿入し、直腸や肛門の圧を測定する。さらに直腸内のバルーンを伸展して排便反射の有無を調べる

透過のマーカーを水で飲んでもらい、断続的に腹部エックス線写真を撮ってマーカーの通過状況をみます。現時点では健康保険での使用は認められていないので一般的には行われていません。

以上のように多くの検査法がありますが、一般の医療機関でこれらの全てを行うことはできません。どの医療機関でも行えるのは「**注腸造影**」「**腹部CT検査**」です。それ以外の検査は大腸肛門病を専門とする病院で行われています。

4　スムーズに排便をするには

排便をスムーズにするには、どのようにすればよいのでしょうか。**大切なことは、生活習慣の中で自分の排便リズムを獲得することです。**

①朝一番にコップ１杯の水分を取る

朝一番にコップ１杯の水分を飲み、まず胃と腸の活動にスイッチを入れましょう。

②朝食をしっかり取る

朝食を食べると腸管の運動が活発となり、結腸（大腸）にたまっていた便が直腸に送られます。これを「胃・結腸反射」と言います。

③便意を大切に

それまで空虚だった直腸は、結腸から送られてきた便で壁が広がると便意を感じます。便意を感じたらがまんしないですぐにトイレへ行くことが大切です。

④朝食後の歯みがきはスムーズな排便につながる

朝食後に便意を感じ始めたとき、歯みがきで歯茎が刺激されると結腸の収縮運動はさらに高まり（口腔粘膜・結腸反射と言います）、スムーズな排便につながります。

⑤トイレでの姿勢

排便しやすい姿勢は、足を床につけ、軽く前かがみの姿勢を取ることです（図６）。この姿勢では直腸を後方から締めている恥骨《ちこつ》直腸筋が緩み、直腸と肛門がほぼ一直線の角度になって便の排出が容易になります。一方排便しにくい姿勢を取ると、恥骨直腸筋は緩まず、直腸と肛門の角度はほぼ直角になって便の排出は容易となりません。

図6　トイレでの姿勢

左が排便しやすい姿勢。足を床につけ、軽く前かがみの姿勢をとる。右は排便しにくい姿勢。この姿勢では恥骨直腸筋は緩まず、便を容易に排出できない

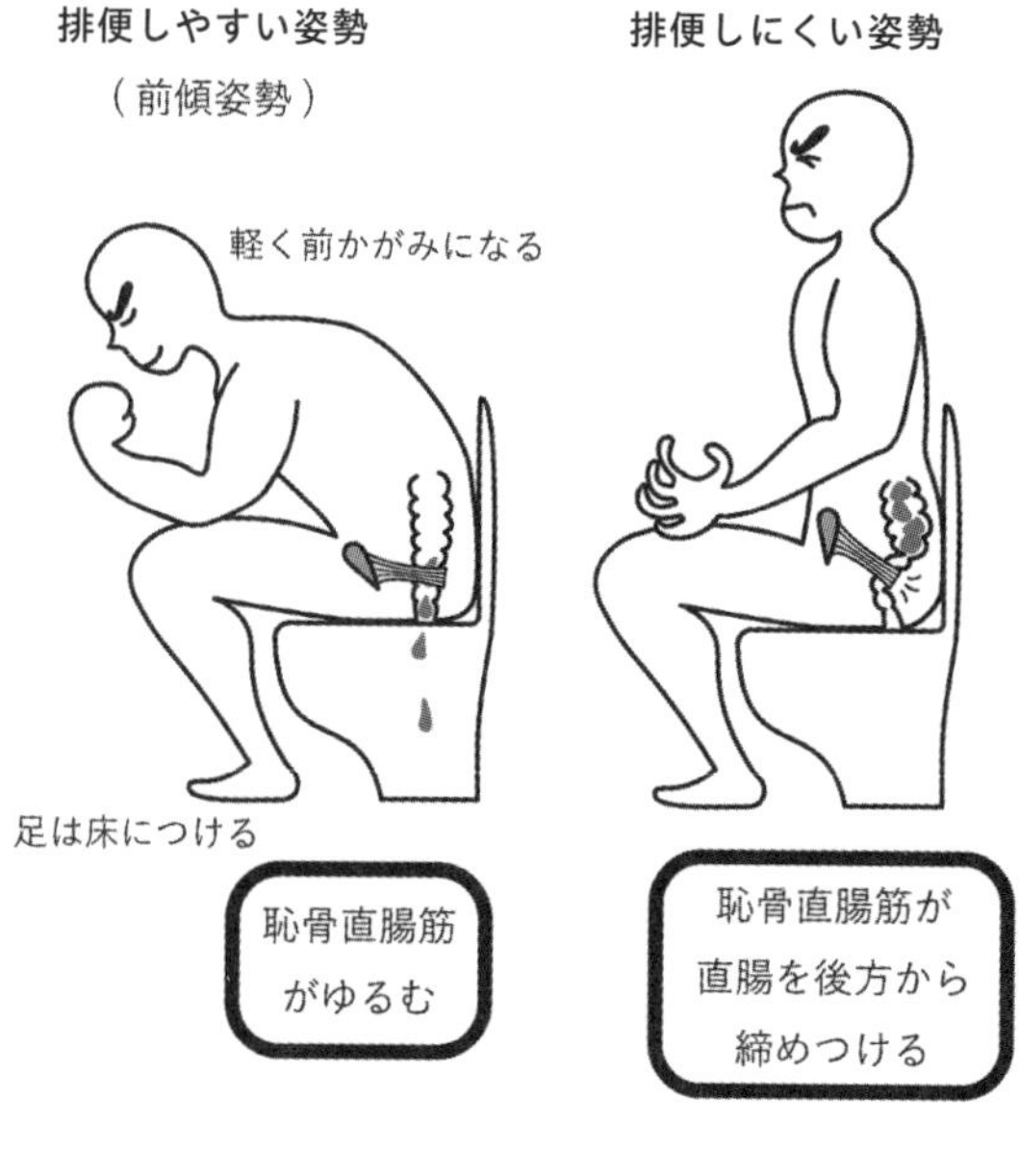

第3章

日常生活と便

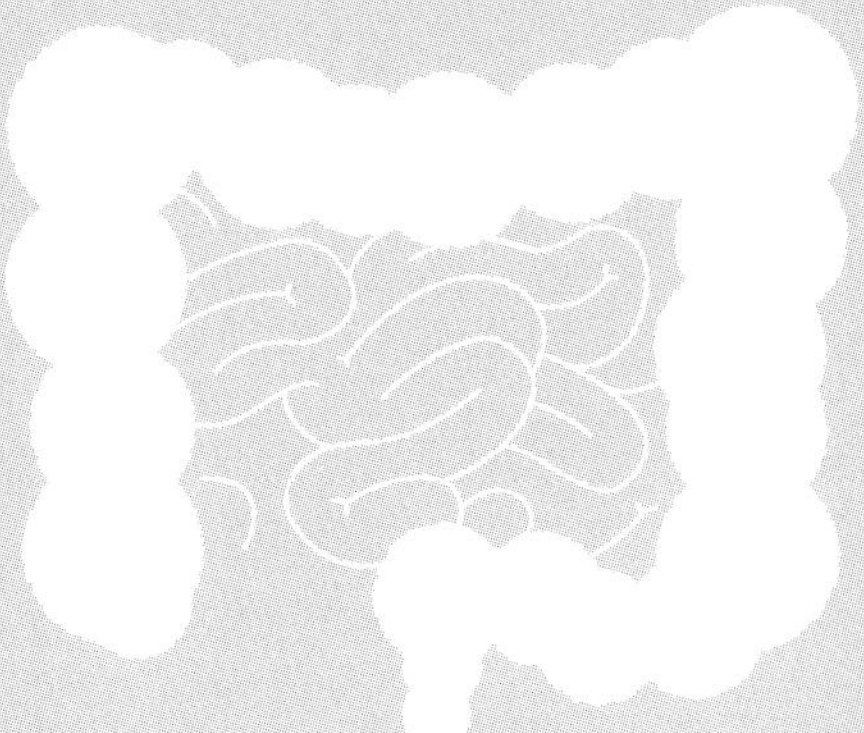

1　食生活のポイント

まず十分な量の食物繊維を取りましょう。

食物繊維を取ることが排便に良いといわれる理由は、便の量を増やし、便を軟らかくするからです。さらに腸の壁を刺激し、腸管運動を活発にしてスムーズな排便へ導きます。

それでは、1日に食物繊維をどれくらい取れば良いのでしょうか？　成人の男性は一日に20g以上、成人の女性は18g以上が目標です。しかし、実際に日本人が取っている量は14~15gで、やや少ないのが実情です。

食物繊維には水に溶けない不溶性の食物繊維と、水に溶ける水溶性の食物繊維があり、不溶性と水溶性を2対1の割合で取るのが理想的です。

食物繊維は、腸管運動も活発にして腸内環境を整えます。きのこや根菜類などに多く含まれる不溶性食物繊維は、便の量を増やして腸の壁を刺激して腸管運動を活発にします。一方、大麦や納豆などに多く含まれる水溶性食物繊維は腸管内の善玉菌の栄養となり、腸内環境を整えます。

水溶性食物繊維を取るために、ご飯を炊くときに白米に大麦を加えたり、朝ごはんに納豆を食べたりデザートにフルーツを加えたりするのも良いでしょう。

ヨーグルトは善玉菌のエサになる乳酸菌を含んでいるので、善玉菌の増加につながり、腸内環境を整えます。

2　規則的な生活が大切

大腸（結腸）は一定のリズムを保って運動していますが、水分や食事を取った後、歩行など軽い運動した後などに活発に動きます。それまで直腸の口側にある下行結腸やS状結腸にたまっていた便が、この強い収縮運動により直腸に送られ、直腸の壁が便で押し広げられて便意を感じ、排便が起こります。

まず大切なことは、腸管のリズム（排便リズム）を自分の生活習慣の中で整えることです。

多くの人は朝食後に排便します。朝食後のスムーズな排便のためには、前述（27頁）のように、**まず朝一番にコップ1杯の水分を飲み、胃と腸の活動にスイッチを入れます。そして朝食をしっかり取って胃・結腸反射を起こし、**下結結腸からS状結腸にたまっている便を直腸に送ると、便意を感じて排便します。

朝寝坊をしたり、朝食を取らなかったりする不規則な生活では、これら一連の腸管運動は起こりません。規則的な生活を送ることによって自分の排便リズムを確立することができるのです。

便意を感じたらがまんしないですぐにトイレへ行くことも大切です。家に居ると、「いつでもトイレに行ける」と思っているうちに便意はなくなります。また、学校や会社では人目を気にしてがまんしていると便意はなくなります。

以上のように、規則的な生活習慣の中で規則的な排便習慣をつけることが、スムーズな排便につながります。

3　ストレスを避ける

腸はストレスの影響を受けます。脳と腸管はお互いに信号を送りあって情報を交換しています（脳腸相関）ので、脳がストレスを感じると、たちまち腸もストレスの影響を受けて変調をきたします。

例えば、勉強や仕事で心配事や悩みがあると便秘になることがあります。また進学や就職で緊張が続くと、便秘、あるいは下痢になることもあります。このように、脳が感じたことや脳の調子はすぐに腸に伝わり、腸管の運動に影響を与えます。

一方で、自分の好きな音楽を聴いたり、趣味に興じたりしていると、脳はリラックスして腸管の運動は活発になります。

排便をスムーズにするには、リラックスしているときにトイレへ行くのが理想的ですが、通常の日常生活の中であれば特に問題はありません。

第4章

排便の異常

1 排便異常は便秘と下痢、便もれ

2 便秘とはどのような状態か?

3 慢性便秘症は3タイプ

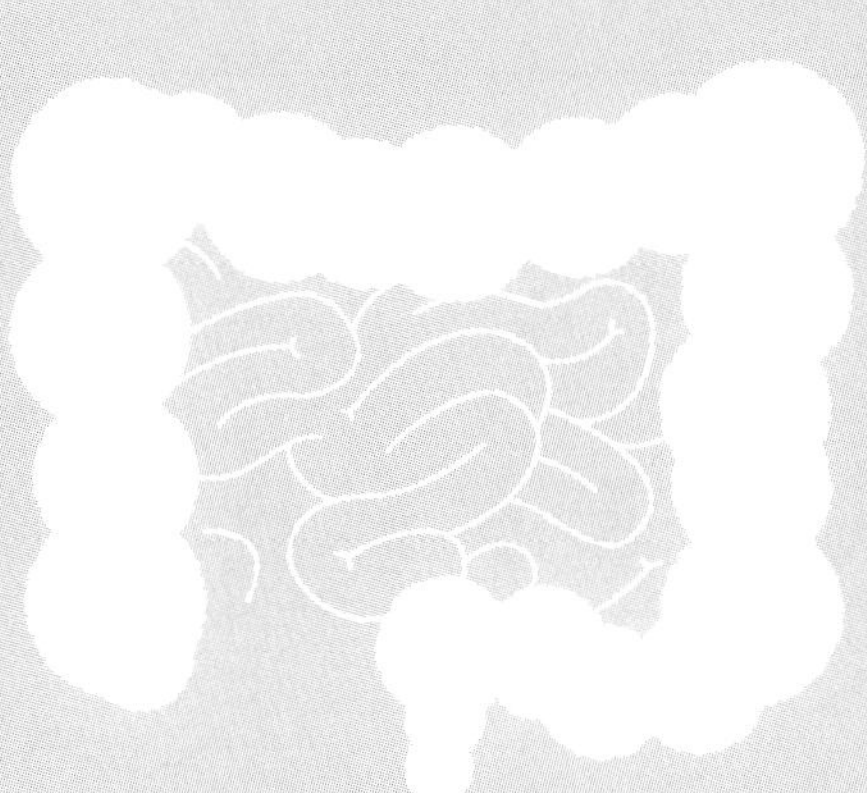

1　排便異常は便秘と下痢、便もれ

排便の異常には、便の硬さや排便回数の減少などの「便秘」と「下痢」、そして「便もれ（便失禁）」があります。

一般的に正常な排便は、1日3回から1週間に3回までの排便があり、ソーセージ状または半固形の軟らかい便であることをいいます。

令和元年度の厚生労働省の調査では、便秘は60歳ごろから増え始め、70歳以降になると1000人あたり60人を超え、著しく増えます（図7／令和元年国民基礎調査）。

一方、下痢は、特に年齢による変化は見

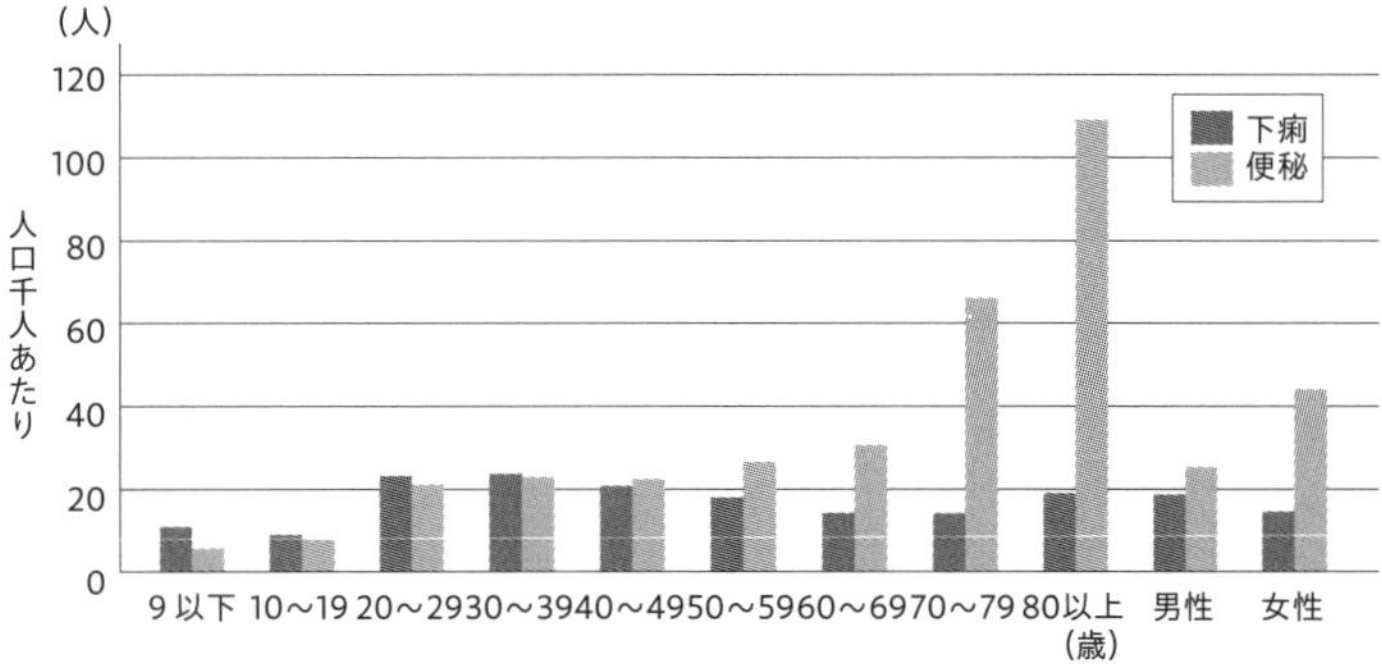

図7　便秘と下痢の頻度（厚生労働省・令和元年国民生活基礎調査）

便秘は60歳ごろから増え始め、70歳以降になると著しく増える。一方、下痢では、特に年齢による変化は見られないられず、１０００人あたり概ね20人以下となっています。

便もれはどうでしょうか。40歳以下では、年1回以上の便もれは４・０％と報告され（Maeda K, J Anus Rectum Colon, 1997）、65歳以上では月1回未満の便もれは男性で８・７％、女性で６・６％と報告されています（Nakanishi N, J Am Geriatr Soc, 1997）。

2　便秘とはどのような状態か？

便秘とはどのような状態をいうのでしょうか。「何日も便が出ない」「下剤を飲まないと便が出ない」「コロコロの硬い便が出る」「排便後もおなかがスッキリしない」など、人によってさまざまな表現がされます。

しかし、医学的には「本来体外に排出すべき便が十分量かつ快適に排出できない状態」と定義しています（慢性便秘症診療ガイドライン、２０１７）。したがって、「毎日排便がない」「便が硬い」からといって、必ずしも便秘とは言えません。週に

3回でも、十分な量が快適に出ていれば問題はありません。

慢性便秘症は若い女性に多いですが、高齢になると男性でも増えます。

慢性便秘症の有病率は、男性で2・6％、女性で4・6％と女性に多く、特に20～50歳では女性の比率が高いと報告されています（図8／令和元年厚生労働省の国民基礎調査）。しかし70歳以降になると、男性でも著しく増え、男女差はなくなります。そして80歳以降になると、男女共10％を超えます。

ただ「自分は便秘」と悩んでいる人は多いでしょう。一般の人を対象としたイ

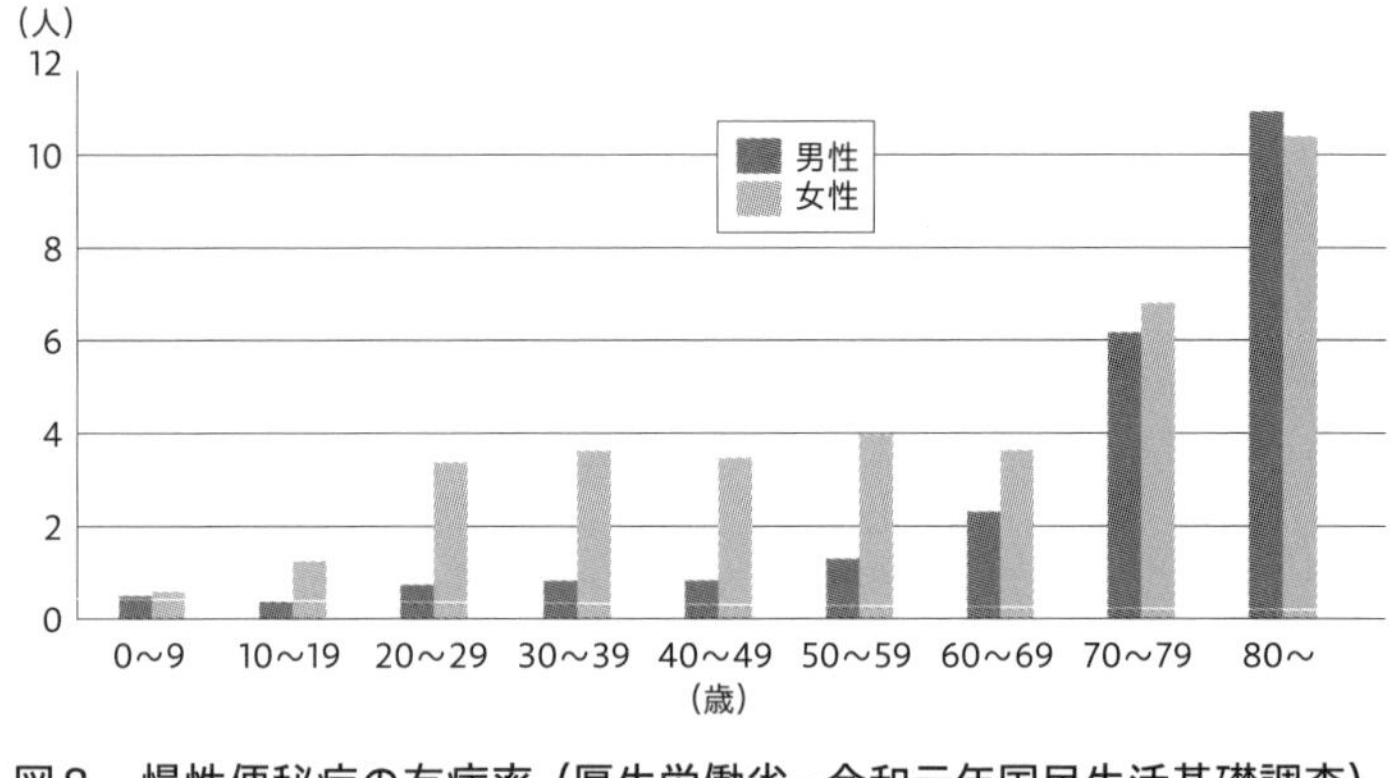

図8　慢性便秘症の有病率（厚生労働省・令和元年国民生活基礎調査）

20～50歳では女性の比率は高いが、70歳以降になると男性でも著しく増え、男女差はなくなる

ンターネットの調査によると（春日井邦夫、日消誌、２０１９）、日本人の28・6～51・５％が「自分は便秘である」と感じています。「自分は便秘」と悩んでいる人はかなり多いのではないかと思われます。

3　慢性便秘症は３タイプ

慢性便秘症の分類について説明しましょう（表1）。

慢性便秘症は、機能的な便秘症と、大腸に便秘の原因となる病気がある器質的な便秘症に大別されます。

機能的な慢性便秘症は①大腸の運動が弱くて便の通過時間が延長する**大腸通過遅延型**②便の通過は正常だが、副交感神経の過緊張によって大腸が痙攣性に収縮する**大腸通過正常型**③直腸や肛門での便の排出を妨げ、「便が出にくい」「残便感」などを訴える**機能性便排出障害**─の３タイプがあります。

①の**大腸通過遅延型**タイプは、大腸の運動機能が乏しく、便を肛門側へ送り出す

力が弱くなり、便秘となります。またこのタイプでは、甲状腺機能低下症やパーキンソン病などの内科疾患で二次的に便秘を起こす例もあります。さらに麻薬や抗うつ薬の副作用で、大腸の運動機能低下をきたして便秘を起こすこともあります。

②の**大腸通過正常型**タイプは、ストレスの緊張でおなかの痛みや不快感を伴って便秘が起こります。このタイプを過敏性腸症候群の便秘型と言

表1　慢性便秘症の分類（慢性便秘症診療ガイドライン2017）

原因分類		検査による病態分類	原因となる疾患
機能性		大腸通過遅延型	特発性
			代謝・内分泌疾患
			神経・筋疾患、膠原病
			薬剤性など
		大腸通過正常型	経口摂取不足
			便秘型過敏性腸症候群
		機能性便排出障害	腹圧低下
			直腸感覚低下
			直腸収縮力低下など
器質性	狭窄性		大腸がん、クローン病
			虚血性大腸炎など
	非狭窄性	器質性便排出障害	巨大結腸
			直腸瘤、直腸重積
			巨大直腸、小腸瘤
			S状結腸瘤など

います。また便秘と下痢、あるいは下痢のみが続くこともあります。

③の**機能性便排出障害**タイプは、直腸まで便が送られてきても便意を感じない、直腸の便を押し出す力が低下している、あるいは出口である肛門の圧が高すぎるなどの要因が考えられます。このタイプは、直腸に指を入れて診察すると便の塊を触れます。また、肛門を締める括約筋の圧を異常に強く感じる例がまれにあります。

一方、器質的な慢性便秘症には、大腸がんやクローン病などによる腸管の狭窄《きょうさく》で通過障害が起こる便秘（狭窄性）、または通過障害がなくても大腸の異常な拡張によって起こる便秘（非狭窄性）があります。

第5章

患者さんのカルテから（大人）

カルテ①　大人の慢性便秘症（軽症例）

カルテ②　大人の慢性便秘症（重症例）

カルテ③　大人の慢性便秘症（難治例）

カルテ④　過敏性腸症候群

カルテ⑤　脊髄障害による便秘

カルテ⑥　大人の便もれ

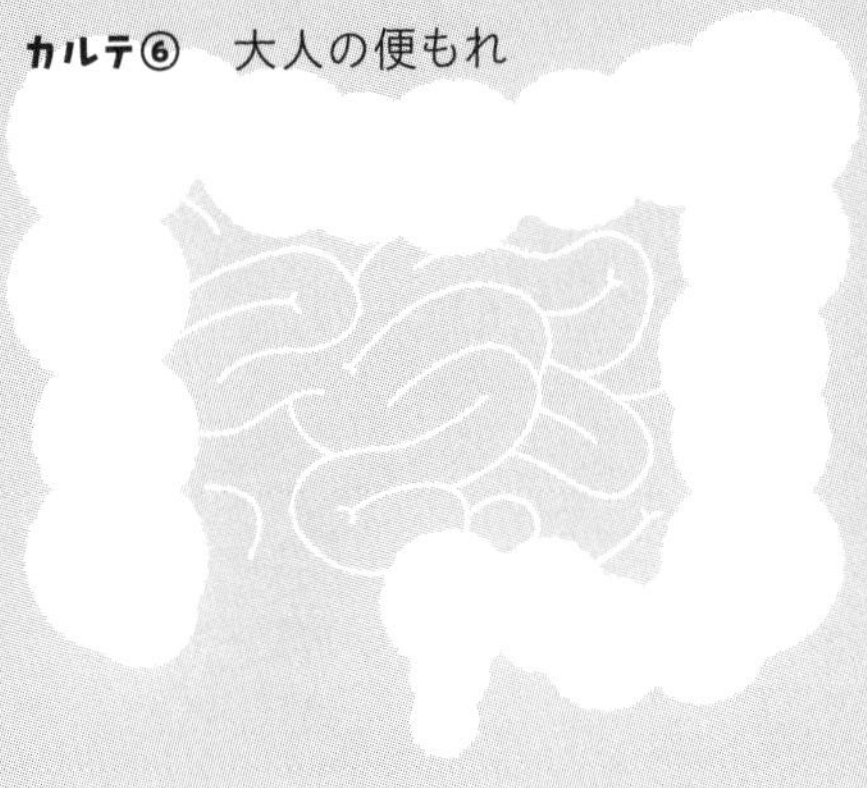

慢性便秘症の中で、大腸の便を直腸まで運ぶ機能（大腸の運動機能）の低下が原因となる便秘症について、まず軽症例を取り上げます。

カルテ①

大人の慢性便秘症（軽症例）

毎日あったべんつうが週2回に…

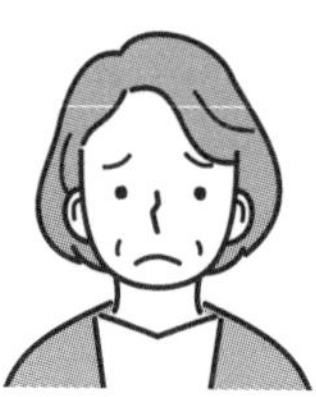

患者さんは50代の女性です。診察を受ける3カ月前ごろから「ほぼ毎日あったべんつうが週2回に減り、便が出た後もおなかの不快感が残ります」として受診されました。さらに話を聞くと、生活のリズムが変わって「朝起きるのがつらくて、起きる時間が遅くなりました」とのことです。

以前から朝食を取る習慣はなく、便秘になると市販の薬を使っていたが、おなかはすっきりしないとのことでした。

診察・処方

診察しますと、おなかの張りはなく、直腸に腫瘍や便のたまりはありませんでした。念のため、おなかのエックス線写真を撮り、腸のガスや便のたまりなどの異常がないことを確かめました。

大腸通過遅延型の慢性便秘症と診断し、まずは生活指導とともに、作用が穏やかな薬（酸化マグネシウムと整腸剤）を処方して経過をみることにしました。

薬を処方して1カ月後、週に2回だった排便は4～5回に増えました。3カ月後には、便の回数は変わりませんが、おなかの不快感もなくなりました。

朝起きる時間が10時ごろで、おなかがすかず、朝食が食べられないので、コップ1杯の水を飲むよう勧めると、「バナナジュースなら飲めます」というので、バナナジュースを飲んでもらうことにしました。そうすると、便意をもよおす時間が一定となり、昼食後に便意をもよおしてトイレに行くようになりました。

処方を開始して1年後、排便は週に5～6回とほぼ毎日となり、おなかの不快感もなくなりましたので、整腸剤だけで経過をみることにしました。

まとめ　この患者さんは、生活リズムが崩れてから便秘症状が出てきました。つまり**「規則的な生活リズムが保たれていないと排便のリズムも一定しない」**ということです。朝一番にコップ1杯の水またはジュースを飲んで、朝食をしっかり取るべきでしょう。

軽症から中等症の慢性便秘症は▽規則的な生活▽しっかり朝食を取る▽酸化マグネシウムと整腸剤の内服—でまず経過をみます。

カルテ②

大人の慢性便秘症（重症例）

子どものころからの便秘が治らず…

次に重症例です。子どもの頃からの便秘が大人になっても続き、おなかの不快感と便が出にくいことで受診された患者さんです。

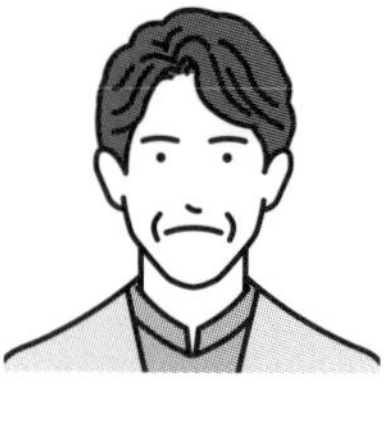

患者さんは40代の男性です。小学生の頃から便秘とコロコロの硬い便で、総合病院の小児科を受診したこともありました。大人になってからの排便は週に1回で、おなかの不快感を伴っています。「便は肛門の近くまで来ているのですが、すっきり出ません」と訴えていました。

内科で酸化マグネシウム、整腸剤、そして腸管運動を活発にする薬を処方すると、便通は3日に1回と増えました。しかし、便は相変わらずすっきり出ないということで、私の外来を受診されました。

診察・処方

診察すると、下腹は膨らみ、直腸内を指で診察するとコロコロした硬い便がたまっていました。腹部のエックス線写真には、大腸のところどころに便塊の影があり、直腸に便がたまっていました。以上の結果から、排便困難型の慢性便秘症と診断しました。便を軟らかくして排便を促す新薬（アミティーザ）、酸化マグネシウム、そして整腸剤を処方して経過をみることにしました。

処方後に排便は2日に1回と増えましたが、コロコロの硬い便と排便後の不快感は続きました。そこで便秘の状態を把握するため、直腸肛門内圧検査を行うことにしました。

直腸の圧と排便反射（直腸肛門反射）は正常でしたが、肛門の圧（ｍｍＨｇ）が１１５（基準値は40～80）と高い値を示しました。

便がすっきり出ないのは、便が硬いことと、便の出口である肛門の圧が高いことが原因でした。

便を軟らかくするため、大黄《だいおう》を少量含む漢方薬を追加処方しました。さらに肛門の圧を下げるために、器具で肛門を広げる処置を診察ごとに行いました。6カ月後、排便は1日に1～3回となり、直腸内にコロコロした硬い便はなくなりました。ただ、便が時々下痢便となるので、漢方薬を中止して、新薬を直腸過敏も改善させる新薬（リンゼス）に変えました。

治療を開始して1年半で排便は1日に1～3回となり、「おなかの不快感もなく、軟らかい便がすっきり出るようになりました」と患者さんは満足しています。また、治療後の直腸肛門内圧検査で１１５だった肛門の圧が58まで下がり、正常の値に回復しました。

まとめ　おなかの不快感と便が出にくい原因が、便の硬さだけでなく、便の出口である肛門の圧が高いことが分かったので、適切な治療法を選ぶことができました。

長年にわたって刺激性の下剤を飲んでいた難治例の患者さんについて説明します。

カルテ③

大人の慢性便秘症（難治例）

強い下剤を使っても便が出にくい…

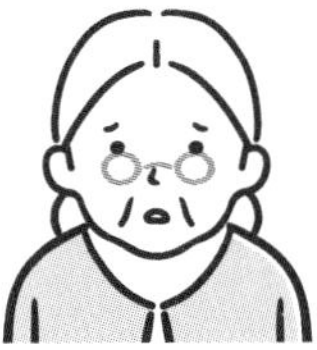

患者さんは80代の女性です。25歳ごろから便秘（1週間から10日間に1回の排便）とおなかの張りに悩み、トイレに1時間近く入っていることもありました。

当初、市販の刺激性下剤2錠を寝る前に飲むと、即効して翌朝に緩い便が出て、すっきりした気分になれました。しかしその後、2錠で便が出なくなったので4錠に増やし、さらに水に滴下して飲む刺激性下剤を追加しました。便は出始めたのですが、緩い便から下痢便に変わりました。

診察・処方

私の便通異常外来を受診された時は、刺激性下剤（アントラキノン系）4錠を毎日、水に滴下する刺激性下剤（ジフェニール系）15滴を2日に1回飲んでおられました。朝食について聞きますと、コーヒー牛乳を飲むだけでした。「便が出ないのと、おなかの張りがつらいです」と訴えていました。

診察すると、下腹が張り、拡張した大腸が腹壁を通して見え、直腸内に便が少量のみ触れました。

そこで「刺激性の下剤は習慣性があるので、習慣性のない緩下剤と新しい便秘薬に変えましょう。ただ、この治療は長期戦になりますよ」と説明しました。

新たな処方で、10日に1回だったべんつうは1週間に2回に増え、下腹の張りや大腸の形も見えなくなりました。しかし3カ月後くらいから、週に2回のべんつうがあっても「おなかが苦しい」といい、元の刺激性下剤を追加処方してほしいと要望されました。

そこで、1日おきで2錠に減量して処方し、新薬と併用しながら徐々に刺激性下剤を減らすことを考えました。その後、患者さんが自己判断で2錠から4錠に刺激性下剤を増量して連用するようになり、刺激性下剤に依存する難治性の便秘症に再び戻りました。

まとめ　刺激性の下剤（大黄《だいおう》、センナ、アロエなど）を長期にわたり続けて飲むと、習慣性があるので次第に効かなくなります。その結果、大腸は伸びきって、運動機能の低下をきたし、自力で排便できない難治性の便秘になります。大腸の内視鏡検査で粘膜に黒い色素沈着（偽メラノーシス）を認めると、大腸がんになるリスクの可能性もあります。

刺激性の下剤は即効性があるのですが、もし飲むなら必要なときだけ、短期間だけ飲むのが良いでしょう。

便秘の傾向がある人がストレスを感じて、腹痛を伴った便秘が悪化し、さらに下痢に悩まされた「過敏性腸症候群」の患者さんについて説明します。

カルテ④

過敏性腸症候群

ストレスから便秘が悪化…

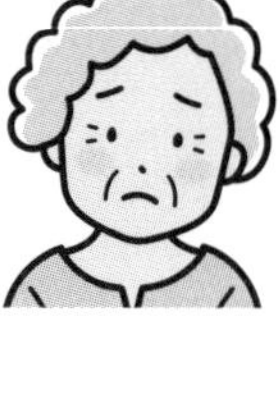

患者さんは70代の女性です。週に2～3回の排便だったのが、1週間たっても

排便がなく、私の外来を受診されました。話を聞きますと、1年前ごろから排便の前に腹痛が起こり、便が出た後に治まりました。

おなかのエックス線写真を見ると、大腸の一部と直腸に便塊の影が見えました。また直腸の診察でコロコロの硬い便がたまっていました。

診察・処方

まずは酸化マグネシウムと整腸剤を処方して経過をみることにしました。処方後、週に3～4回の排便となりました。その後、約1年は問題なかったのですが、再び腹痛を伴う便秘となり、排便は週に1回、硬いコロコロの便となりました。この症状が3カ月以上続くので、「何か悩みとか、困ったことでもありますか」と聞くと「家の中のことで困っています」との返事で、相当なストレスを感じているようでした。

ストレスによって悪化する「過敏性腸症候群」と診断して、痛覚の過敏を改善する新薬（リンゼス）を追加処方しました。

1カ月間、新薬を2日に1回、朝食前に飲んでもらうと、昼ごろに便がありました。しかし、しばらくすると新薬が効きすぎるのか、腹痛を伴って水様便になってきたので新薬をやめました。

元の処方である酸化マグネシウムと整腸剤で、便は週に3～4回の有形便となり、症状は落ち着きました。

しかし、再び家庭内の問題がストレスとなり、刺しこむような腹痛と水様便に悩まされました。下痢止めは処方せず、便を固形化する膨張性下剤（ポリフル）と整腸剤を投与して経過を見ると、精神的にも落ち着かれ、便も水様便から有形便になりました。

まとめ

脳と腸管は「脳腸相関」といって相互に連絡を取り合って機能しています。人はストレスにさらされると、脳から自律神経を通じて大腸の機能異常が生じ、過敏性腸症候群となります。

予防と治療は、まずストレスの軽減、そして規則的な生活習慣と食生活です。便秘や下痢症状に応じて適切な薬を使いますが、不安や抑うつがあれば、それに応じた薬も必要となります。

脊髄に病気がある患者さんは、重症の便秘や便もれなどの排便障害が起こります。そのような患者さん2人の排便管理について説明します。

カルテ⑤

脊髄障害による便秘

脊髄を痛めて、病気回復後も便が出にくい…

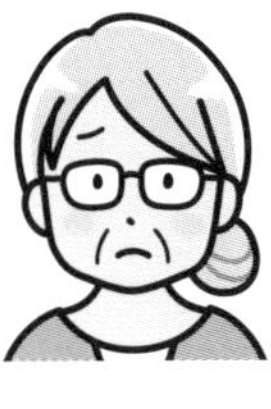

1人目は80代の女性です。それまで元気だったのですが、急に両足の力が抜けて歩けなくなりました。総合病院の神経内科に入院してMRIで脊髄（腰髄）梗塞と診断されました。歩行困難、排尿および排便困難がありましたが、順次回復して退院されました。しかし、便秘の新薬と坐薬を投与しても便が出ないので受診されました。

診察・処方

診察しますと、おなかの張りはなく、直腸内にコロコロの硬い便が多量にたまり、エックス線写真でも大腸に便塊の影が見えました。脊髄梗塞が原因の便秘症と診断し、緩下剤と整腸剤の投与、そして1週間に2回の定期的なグリセリン浣腸を行うことにしました。

1カ月後の受診時には表情も明るくなり、「浣腸でたくさんの便が出るようになりました」と報告されました。直腸の診察でも便のたまりはなくなり、定期的な浣腸の効果が出ていました。

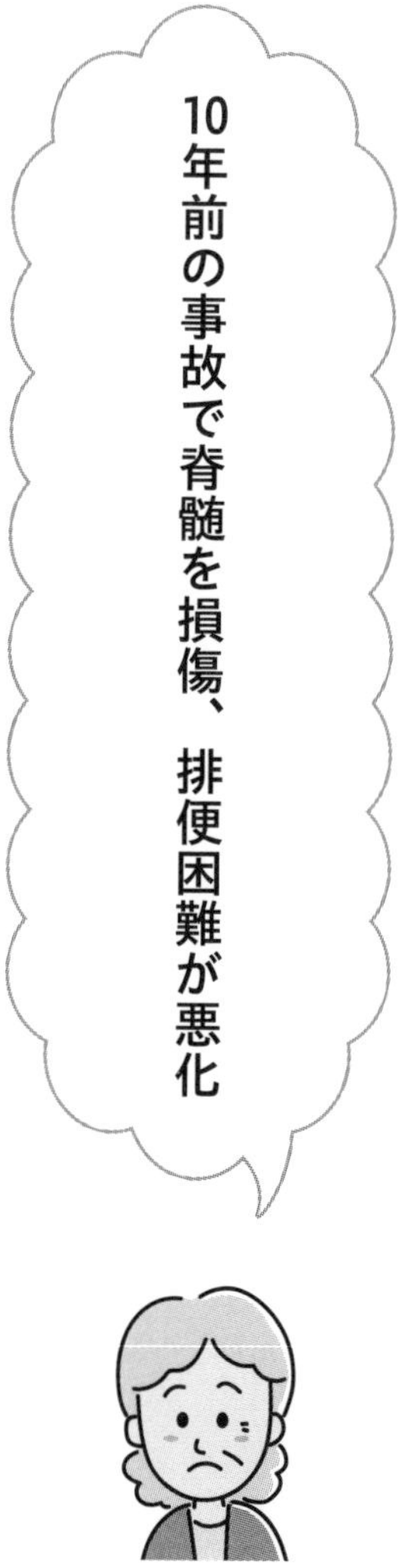
10年前の事故で脊髄を損傷、排便困難が悪化

２人目は70代の女性です。10年ほど前に事故で脊髄（胸髄）損傷を受けました。事故の直後は足のまひや排便・排尿障害は軽度でしたが、次第に悪化しました。３年前、当院に入院された時は、両足のまひ、おなかの張りとともに排便困難がありました。緩下剤、新薬（リンゼス）、そして時に刺激性下剤を投与しましたが、便は少量でした。直腸を診察すると多量の便がたまっていました。

診察・処方

そこで、定期的に週２回のグリセリン浣腸と緩下剤で経過を見ることにしました。浣腸を行うと多量の便とガスの排出もあり、おなかの張りもなくなりました。おなかが張るときは、自身でおなかのマッサージをしてガスの排出を促すようにしてもらっています（図11）。排尿障害については尿道カテーテルを留置しています。

まとめ

今回の２人のように**脊髄に病気があると重症の便秘が起こります**。排便をつかさどる中枢が脊髄にあり、さらに脳へ信号が伝わり、脳から排便の指令が出ます。この経路に障害があると排便の異常が起こるのです。

2人は便が直腸まできていたのですが、便意を感じることができず、硬い便が肛門に栓をするように直腸にたまっていました。このような場合、通常の便秘薬だけに頼らず、定期的にグリセリン浣腸をして排便管理をするのが良いでしょう。

さらに排便困難が強くなる場合、摘便《てきべん》（指で便を摘出する）や腸洗浄（生理的食塩水で便を排出する）が必要となります。

図11　おなかのマッサージ法
右手で矢印の方向（時計回り）に正中、右わき腹、左わき腹へ向けてマッサージする
（イラスト・加藤久尚）

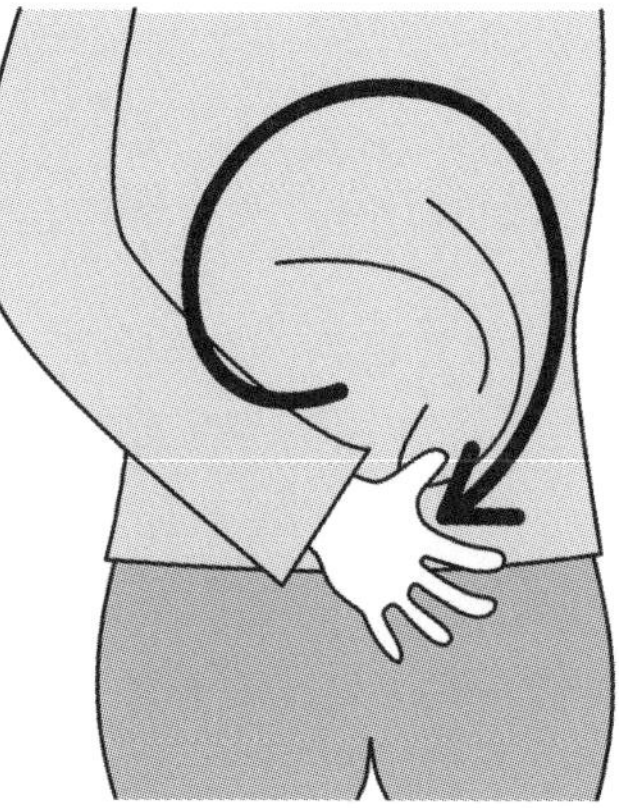

便もれ（便失禁）は、便意はないのに気付かないうちに便をもらす「漏出性」、便意を感じるがトイレまでがまんできない「切迫性」、それが合わさった「混合性」の三つのタイプがあります。女性に多く、また漏出性の便もれが多いとされています。
加齢とともに便もれの症状が出てきた患者さんについて説明します。

カルテ⑥

大人の便もれ

気付かないうちに便もれ…外出に不安

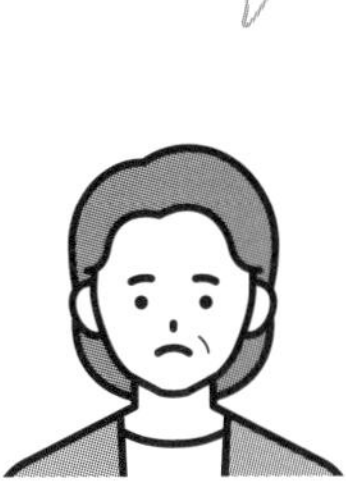

患者さんは60代の女性です。3年前ごろから時々便汁で下着が汚れるようになり、1年前から汚れる回数が増えてきました。最近では歩くたびに肛門が緩む感じがして下着が汚れるようになりました。「汚れるのが心配で買い物に出かけることもできません」と不安を訴えて受診されました。

話を聞きますと、便意はないのに気付かないうちに下着が汚れているとのことです。子どもさんは2人いますが2回とも正常分娩で、外肛門括約筋の損傷は考えられません。

診察・処方

肛門の診察で、締まり具合が通常より緩く感じました。そこで直腸肛門内圧の検査をしました。肛門の圧（mmHg）が20（基準値は40～80）と低く、内肛門括約筋の機能が低下していました。以上から、加齢による漏出性の便もれと診断しました。

治療として朝食後に坐薬を使って直腸に便をためないこと。さらに、肛門を意識し締める機能を強化するために、自宅で1日に2回肛門の筋トレ（肛門に力を入れて10秒間肛門を閉じ、その後20秒間休む体操を10回繰り返す）を行ってもらいました。3カ月後の受診時には「坐薬を使うと、たくさん便が出ます。排便後しばらくして時々汚れが少し付くことはありますが、その後は安心して外出できるようになりました」と言われました。直腸・肛門を診察すると、直腸に便のたまりはなくなりましたが、肛門の締まりは治療前と変わらず緩く感じました。

漏出性の便もれの場合は、少量の便または便汁によるので、パッドなどを使うと下着の汚れを防ぐことができます。外出されるときに使うと良いでしょう。

まとめ

内肛門括約筋は意識して機能させることができない筋肉（不随意筋）であるため訓練で強化できませんが、自分の意思で機能させる外肛門括約筋や骨盤底筋は肛門の筋トレやバイオフィードバック療法で強化できます。特に切迫性の便もれの場合、これらの治療はトイレまでがまんするのに有効です。

外科治療としては、出産後や痔の手術後に外肛門括約筋の損傷がある場合、損傷した筋肉を修復する手術を行います。他に仙骨神経刺激療法、肛門括約筋再建術などもありますが、年齢や日常生活の支障の程度と予測される治療効果とを比較検討して決めるのが良いでしょう。

第6章

大人の排便異常

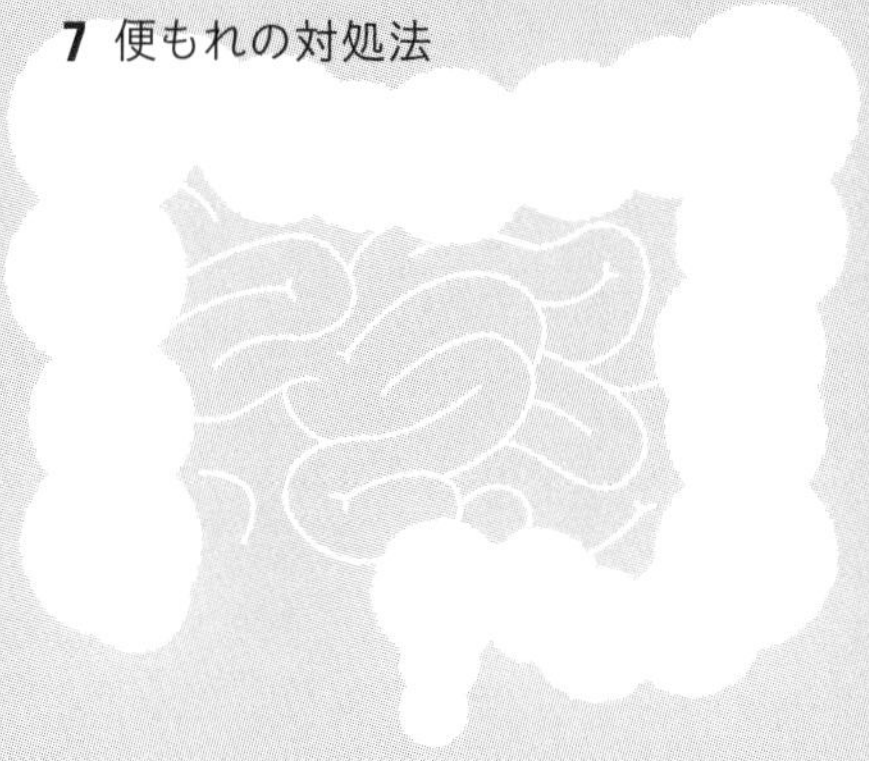

1　大人の慢性便秘症の予防と診断

まず予防について説明します。

規則正しい生活を送っていれば、腸管は一定のリズムを保って運動しています。しかし、夜ふかしや朝寝坊すると、腸管は一定の運動リズムを失います。また三度の食事をしっかり取ることも大切です。特に朝は腸管運動が活発になるので、朝食は欠かさず食べることが基本です。

先に述べましたように、まず朝一番にコップ1杯の水を飲み、胃と腸の活動にスイッチを入れます。さらに、しっかり朝食を食べて「胃・結腸反射」を起こし、腸管運動をより一層活発にします。便意を感じたらすぐにトイレへ行く習慣をつけ、便意を大切にしましょう。

食物繊維の豊富な野菜、果物、豆類などを取ると便の量が増え、さらに腸管の壁を刺激して腸管運動を活発にします。また、腸内細菌にも良い影響を与え、便が出やすくなります。ウオーキングなどの運動は精神的にもリラックスさせ、腸管運動を促進します。

以上のような生活習慣があって初めて便秘薬が十分な効果を発揮することを覚えておいてください。

次に診断です。

慢性便秘症の診断は、まず患者さんに話を聞いて（問診といいます）慢性便秘症のタイプを検討します。診察では、おなかや直腸に便のたまりがないかを調べます。さらにおなかのエックス線写真で、異常なガスのたまりや便のたまりがないかを評価します。

肛門の締まりに異常がある場合、あるいは子どもの頃から便秘が長期間続いている場合は、直腸肛門内圧検査を行います。肛門の圧が正常かどうか、通常の排便反射（直腸肛門反射と言います）の有無などを詳しく調べます。

以上の診察と検査の結果を総合的に考えて、慢性便秘症のタイプを診断します。

2　治療と薬の選び方

続いて慢性便秘症の治療と薬の選び方について説明します。

慢性便秘症の治療は、まず緩い下剤と整腸剤を投与して経過をみます。発症から経過の短い軽症なら、この治療で週に4～5回以上の排便がみられ、排便後はおなかもスッキリして不快感はなくなります。このように従来からある治療薬で便秘症をコントロールできるのであれば、新薬を追加する必要はありません。

ただ、高齢者や腎臓に病気がある患者さんに漫然と酸化マグネシウムを投与していると、血中のマグネシウム濃度が上がることがありますので慎重に投与する必要があります。

酸化マグネシウムと整腸剤で十分な効果がなければ、効き目の強い新薬を追加します。ただ気をつけなければならないことは、新薬の副作用で下痢を起こすことがあることです。新薬を使う場合は、1日量の半分から処方を始め、様子をみて増量するなどの工夫が必要です。

一般的によく使われる新薬は、上皮機能変容薬であるアミティーザ（商品名、以下同）やグーフィスです。特に後者は、便を軟らかくして消化管の運動をも高める作用がありますので、高齢者に多い大腸通過遅延型に適しています。

浸透圧性下剤の新薬であるマクロゴールは、水に溶かして飲む粉薬です。特にコロコロの硬い便の便秘症によく効く印象があります。

リンゼスは、腸管内の水分を増やすだけでなく、おなかの痛みも併せて改善します。過敏性腸症候群の便秘によく用いられます。

新薬はそれぞれに作用機序が異なりますので、どのタイプの慢性便秘症かを考慮しながら患者さんに合った薬を選択する必要があります。

3　肛門から便がうまく出ないときは

肛門から便がうまく出ない便排出障害のタイプの治療について説明します。

このタイプは直腸に便がたまっているので、まず坐薬《ざやく》か浣腸《かんちょう》で便を出し便意を感じられるよう直腸を空にすることが大切です。直腸肛門内圧検査で、肛門の圧が異常に高くて排便困難になっている場合には、治療薬の投与と共に器具を使って肛門を広げ、肛門の圧を下げる治療を行います。

治療薬として刺激性下剤を用いることがあります。刺激性下剤にはセンノシド、センナ、アロエなどアントラキノン系とビサコジルなど水に滴下して飲むジフェニール系があります。これらの薬は大腸を強く収縮させ、さらに大腸の水分吸収を抑えて水様便にして排便に導きます。

刺激性下剤は古くから使われている薬で、安価で即効性があります。しかし、長期にわたり飲んでいると、習慣性を生じるとともに腸管が伸びきってしまい、かえって難治性の便秘になります。さらに、大腸の壁が黒変する偽メラノーシスとなり、大腸腫瘍のリスクを高めるといわれています。

したがって、刺激性下剤を使う場合は、定期的に長期にわたり飲むのではなく、症状に応じてそのときだけ飲む（頓服《とんぷく》）方が良いでしょう。

4　漢方薬も副作用に注意してほしい

医師は慢性便秘症に対して漢方薬を日常診療で処方することがあります。また一般の方々も市販の漢方薬を日常的によく使っています。

漢方の便秘薬は、大黄《だいおう》、芍薬《しゃくやく》、山椒《さんしょう》、甘草《かんぞう》など複数の生薬《しょうやく》から作られています。中でも大黄は多くの漢方薬に含まれています。大黄はセンナ、アロエと共にアントラキノン系の刺激性下剤であり、前述のように長期の連用を避ける必要があります。また甘草には偽アルドステロン症という副作用もあるので注意が必要です。

医師だけでなく一般の方々も漢方薬の効果を経験的に実感しているのですが、漢方薬にも飲み方や副作用があることに注意しておく必要があります。

下剤とは異なる作用で便秘症を改善する漢方薬に大建中湯《だいけんちゅうとう》があります。山椒、人参、カンキョウ、コウイの生薬から成り、腸管の血流を良くして腸管運動を活発にします。特に慢性便秘症に伴うおなかの張りに効果があり、大人だけでなく、子どもにも使われています。

5　外科的治療と注意すべき他の病気

子どもの頃から高度の便秘が続き、大人になっても浣腸や下剤などで排便の管理を続けた結果、大腸が著しく拡張する特発性の巨大結腸症があります。一般的には拡張した腸管の切除は行わず、浣腸や下剤の投与、時には腸洗浄を行って保存的に治療します。拡張したS状結腸が捻れを起こした場合は、内視鏡で捻れを元に戻します。しかし捻れを何度も繰り返すときには、拡張した腸管を切除する外科的治療を行うことがあります。また、肛門の圧が異常に高いときには、拡張する器具で肛門を拡げて圧を正常にします。

慢性の機能性便秘症について説明しましたが、便秘症状の中でも、腸管の狭窄で嘔吐《おうと》などの腸閉塞《へいそく》症状を伴う、便に血が混じる（血便）、あるいは急な体重減少の場合は、原因となる他の病気が潜んでいることがあります。

特に高齢者の急な便秘症状、体重減少、あるいは血便を伴う場合は、大腸がんが潜んでいないか消化器内科で大腸内視鏡検査を受けてください。また、炎症性の病気ではクローン病や虚血性大腸炎があります。

上記以外の病気では、甲状腺機能低下症、糖尿病、パーキンソン病でも便秘をきたしやすくなります。また、副作用として大腸の運動機能低下をきたす薬剤に、抗うつ薬（トフラニール）、麻薬（ＭＳコンチン）、化学療法薬（ビンクリスチン）、カルシウム拮抗《きっこう》薬（アダラート）などがあります。

６　大人の便もれ（便失禁）の原因

「大人に便もれという病気があるのですか」と聞かれることがあります。これは「便もれ」自体が多くの人にとって病気であると認識されていないからでしょう。しかし本人は家族や医師にも相談しづらく、人知れず悩んでいます。それだけ本人にとって不安で、一大事なのです。

便もれとは、無意識のうちに、または自分の意思に反して便を漏らすことをいいます。症状としては①気付かないうちに便をもらしてしまう「漏出性《ろうしゅつせい》」②トイレまでがまんできずに便をもらしてしまう「切迫性《せっぱく》」③両方の症状が混在する「混合性」の3タイプに分けられます。

便もれに関与する要素は三つあります。まず内肛門括約筋と外肛門括約筋の機能です。内肛門括約筋は自分の意思に関わらず常に肛門を締めます。外肛門括約筋は急なときに自分の意思で肛門を締める働きをしています。次に直腸の便をためる機能と便意を感じる機能です。最後に適度な便の硬さです。ゆるすぎる便や下痢便は便もれの原因となります。

便もれの原因には「手術やお産によるもの」「ストレスによるもの」「高年齢や認知症によるもの」があります。一番多いのは高年齢になって肛門を閉じる筋肉が衰え、肛門が緩くなってもれてしまうケースです。

直腸がんや痔《じ》の手術をきっかけに肛門括約筋が傷つき、肛門が緩んだことが原因である便もれのほか、女性が出産によって肛門括約筋が傷ついて肛門の締まりが悪くなってもれることがあります。

ストレスが関与する過敏性腸症候群の便もれは、肛門括約筋の機能が正常でも、直腸が過敏となり、少しの便で便意をもよおすことで起こります。

年齢を重ねることや認知症が原因の便もれもあります。筆者が高齢者に肛門圧検査を行ったところ、加齢とともに肛門の圧は低くなり、肛門の機能低下がみられました。また肛門機能が正常でも、認知機能が低下すると「排便はトイレでするもの」という概念が欠如したり、トイレの場所を思い出せなかったりして、便もれを起こすことがあります。

7　便もれの対処法

基本的な対処法は次の四つです。①食物繊維が豊富な食事を取る②定期的にトイレへ行く排便習慣をつける③坐薬や腸洗浄で定期的に直腸を空にする④下痢止めを投与する。

トイレまでがまんできない場合は、外肛門括約筋や骨盤底筋の筋トレやスクワットで強化します。「バイオフィードバック療法」は肛門の締め具合を自分の目で確認できる訓練（図9）で、特に効果が期待できます。

外科治療は、基本的な対処法および保存療法で効果がない場合に行います。①体内植え込み式の刺激装置で肛門括約筋の機能に関与する仙骨神経を刺激して肛門を締める②括約筋以外の筋肉を使って肛門括約筋を再建する③痔の手術や分娩《ぶんべん》の後に傷ついた肛門括約筋を修復する―の三つがあります。

便もれの治療は、その原因に基づいて基本的な対処法および保存療法から順次段階的に始め、その人に合った治療法を進めるのが良いでしょう。

図9　バイオフィードバック療法の原理
モニターで肛門圧の情報を自分の目で確認して、肛門の締め具合を調節する　（イラスト・加藤久尚）

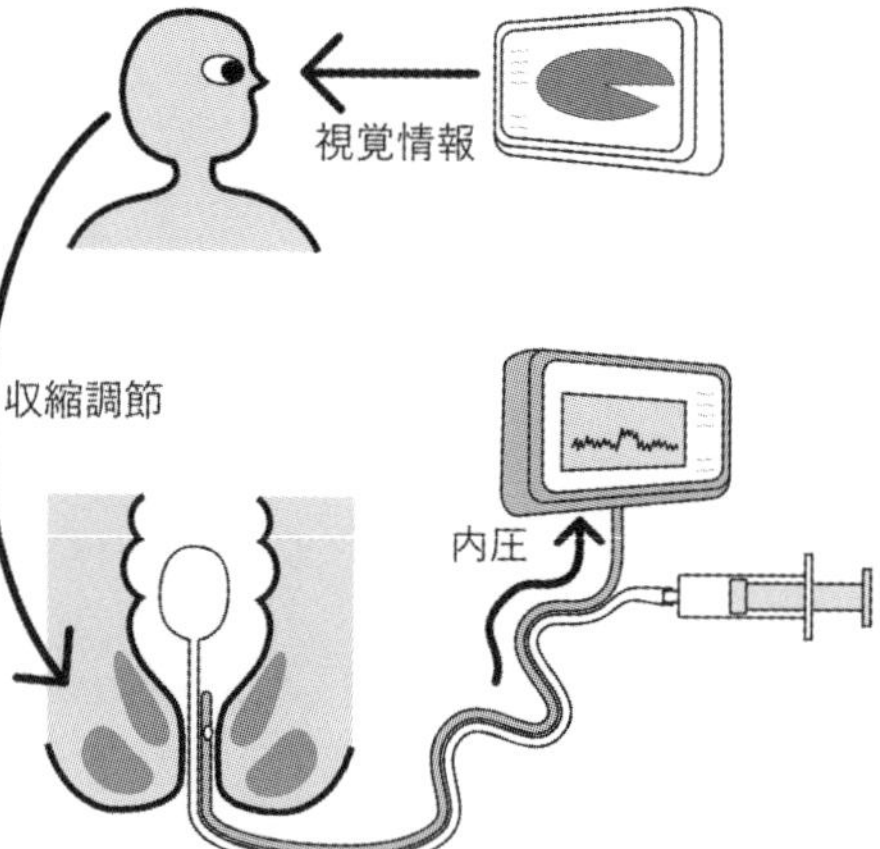

外科治療の中でも、痔の手術や分娩による括約筋の断裂が肛門の超音波検査で分かる場合は、括約筋を修復する手術の効果が期待できます。しかし他の外科治療は、重症度や日常生活への影響と期待できる手術の効果を比較検討して慎重に決めるのが良いでしょう。

第7章

患者さんのカルテから（子ども）

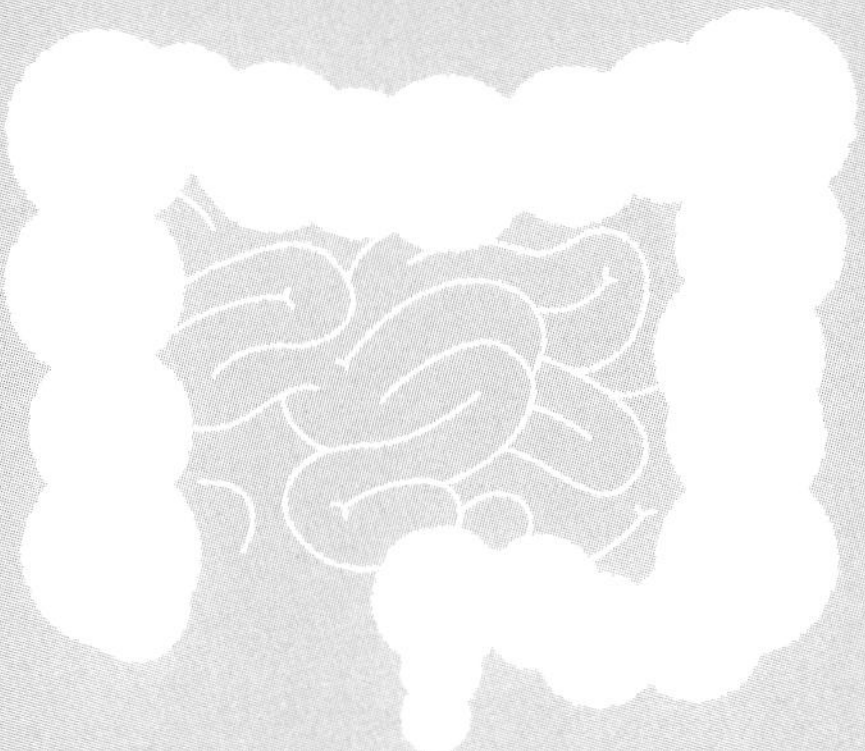

子どもの慢性便秘症には発生しやすい時期があります。「乳児で食事の内容が変わるころ」、「幼児でトイレ訓練を始めるころ」、「学童で通学を開始するころ」などです。
赤ちゃん（乳児）で、離乳食開始による食事の変化で便秘をきたした例について説明します。

カルテ⑦

赤ちゃんの慢性便秘症

離乳食をスタートしたら便秘気味に…

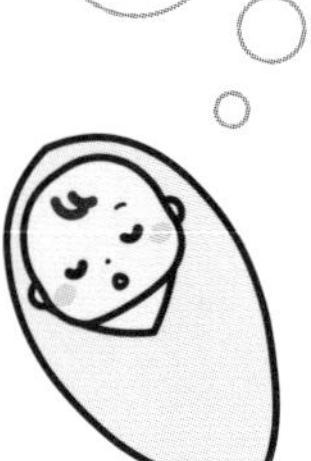

患者さんは6カ月の女児です。生まれて以来、母乳だけで育て、軟らかい便が日に1～2回出ていました。5カ月から離乳食を始めたところ、それまで自力で排便していたのが、綿棒で肛門を刺激しないと出なくなりました。6カ月ころには便が硬くなり、便の回数も減ってきたので心配になり受診されました。

診察・処方

診察しますと、おなかの張りは普通で、肛門周囲の皮膚に軽い発赤が見られ、直腸にはやや硬い便がたまっていました。念のためおなかのエックス線写真を撮りましたが、腸管の通過障害を疑うガス像は見られませんでした。

乳児の慢性便秘症と診断しました。治療は水分を十分に取ること、そして一時的にグリセリン浣腸を行って直腸に便がたまらないようにしました。さらに酪酸菌製剤を含む整腸剤を処方しました。

治療を開始してから1カ月後に受診された時には、綿棒で刺激することなく自力で排便できるようになっていました。以降、グリセリン浣腸は中止して、整腸剤をさらに1カ月間だけ飲んでもらい、スムーズな排便を確認してから診察を終えました。

まとめ

このように乳児では離乳食を開始すると、授乳だけのころより水分が不足する傾向になり、便が固まりやすくなります。治療はまず水分を十分に取ること、そしてヨーグルトなど乳酸菌を含む食品を取り入れて離乳食を進めると良いでしょう。乳類以外の食品におなかが慣れてくると便も安定してきます。

子どもの便秘症の中に、手術が必要となるヒルシュスプルング病があります。まれな病気ですが、放置しておくと命に関わります。この病気の患者さんについて説明します。

カルテ⑧

子どもの便秘とヒルシュスプルング病

浣腸しないと排便できない…

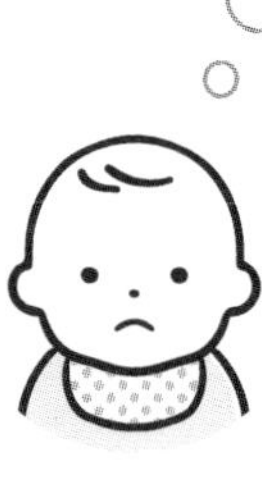

患者さんは1歳6カ月の男児です。生まれた時からおなかが張っていましたが、ミルクを吐くことはありませんでした。しかし、自力で排便できないので、浣腸して排便させていました。1歳6カ月になっても浣腸しないと排便がないので、母親が心配して受診しました。

診察・処方

男児を診察すると、特におなかの張りが目立ち、肛門に指を入れると、ガスとゆるい便が噴き出ました。おなかのエックス線写真を撮ると、おなか全体にガス像が多く、特に大腸のＳ状結腸は拡張していました。しかし直腸のガス像は見られませんでした。これまでの経過、診察そして検査の結果から、ヒルシュスプルング病の精密検査が必要と考えました。

精密検査は、注腸造影（肛門から造影剤を入れて大腸を造影）、直腸肛門の圧検査、直腸粘膜生検（直腸の壁を採取して顕微鏡で観察）の三つです。注腸造影を行うと、肛門から直腸までの範囲で腸管が狭く造影され、Ｓ状結腸が拡張していました。直腸肛門の圧検査で、排便へと導く反応（直腸肛門反射）が見られませんでした。さらに直腸粘膜生検で、粘膜下に腸管の神経細胞がなく、代わって神経の線維が増えていました。以上から、病変部が肛門から直腸に限局したヒルシュスプルング病と診断し、手術を行うことになりました。

病変が短い部分だけでしたので、開腹せずに肛門から病変部腸管を切除して、健常な結腸を肛門へ引き降ろす手術を行いました。手術後の排便管理は、１日１回の浣腸と、男児の肛門を指で広げる処置を母親に続けてもらいました。3歳の時に浣腸を終了し、5歳からは1日に1回、トイレで自力排便できるようになりました。

まとめ

ヒルシュスプルング病は5千人に1人と子どもの便秘症の中ではまれな病気です。しかし、生まれた時からおなかが張り、浣腸しないと便が出ない頑固な便秘は要注意です。このような便秘の場合は、総合病院にある小児外科を受診してください。

ヒルシュスプルング病と診断されると手術は必要ですが、手術後の排便訓練を徹底すれば、小学校へ行く頃には健康な子どもと同じように支障なく学校生活を送ることができます。

痔が原因となって便秘を起こす子どもがいます。多くの親御さんは「子どもでも痔があるのですか？」と驚かれますが、子どもでも痔はあります。
イボ痔（外痔核）、そして切れ痔（裂肛）が便秘の原因だった2人の子どもの例について説明します。

カルテ⑨

子どもの便秘と痔

小さなイボができて、いきむと痛い…

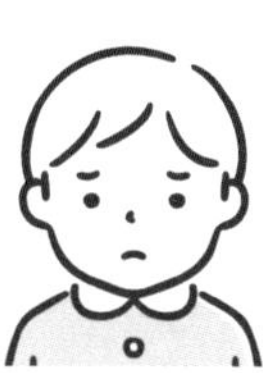

1人目は4歳の男児です。1年前ごろから排便した後、肛門から小指頭大の赤紫色のイボが時々見えるようになりました。最近は、排便時にいきむと肛門に痛みがあります。母親は「便は肛門の出口近くまできていますが、便が硬くて出にくいようです」と排便困難を訴えました。しかし、トイレットペーパーに血が付

くことはありませんでした。

診察・処方 肛門鏡による診察で、肛門からすぐ奥に赤紫色で小指頭大の外痔核が見えました。これまでの経過と診察から「イボ痔（外痔核）による肛門の痛みで、排便困難が起こった」と診断しました。

治療として、便を軟らかくするための酸化マグネシウム投与と、ステロイドを含む強力ポステリザン軟膏を入浴後に肛門内に注入することにしました。1カ月後には排便は1日に2回、バナナ状の軟らかい便となりました。イボ痔は小さくなり、排便時に肛門の痛みもなくなりました。

硬い便で切れ痔に。排便時に少し出血…

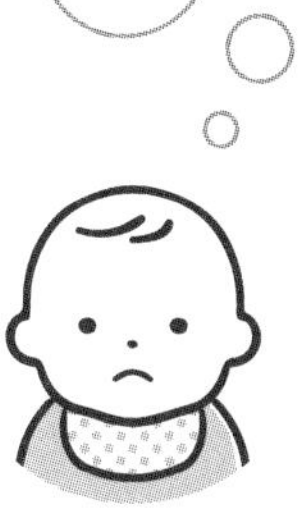

２人目の患者さんは1歳9カ月の男児です。母親は「排便時に痛みがあり、痛みで便が出にくいようです。また紙に少量の血が付きます」と訴えました。普段の便は週に2回ですが、痛みがあるときは週に1回となり、握りこぶし大の硬い便が出るときもありました。肛門鏡で診察しますと肛門の縁に「見張りイボ」があり、その奥に縦長の切れ痔（裂肛）が見えました。「硬い便で切れ痔が起こり、切れ痔で肛門に痛みが生じ、さらにその痛みで排便困難が起こった」と診断しました。

診察・処方　治療として、便を整えるために整腸剤の投与、そして切れ痔に抗生剤を含む軟膏を塗ることにしました。3歳時には便は軟らかい普通便となり、排便はほぼ毎日で、切れ痔も治癒しました。

まとめ　この2人のように、子どもでも痔はあります。便が硬いと排便時に肛門の痛みを訴えます。さらに、排便に対する恐怖から便秘が起こります。食事療法と薬（整腸剤または酸化マグネシウム）の投与で、まず排便を整えるのが治療の基本です。

子どもの便もれ（便失禁）の中で比較的多い「遺糞症《いふんしょう》」の患者さんについて説明します。

子どもの排便習慣は、4歳ごろまでに確立するといわれています。4歳を過ぎて不適切な時や場所で便をもらしてしまうことを、子どもの便もれといいます。子どもの便もれの大半は、直腸や肛門に病変はありませんが、トイレで排便できず、下着の中で便もれを起こす遺糞症という病気です。

カルテ⑩

子どもの便もれと遺糞症《いふん》

トイレじゃない場所で便がもれてしまう…

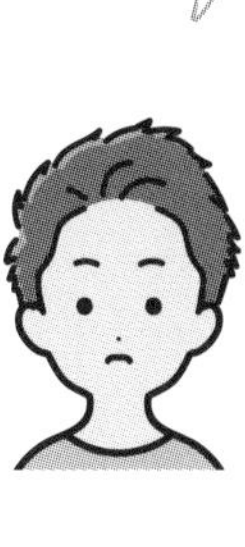

小学5年生の男児の例を紹介します。

転校をきっかけに遺糞症になり、母親と本人が受診されました。母親によると「学校にいるときは緊張していて便もれはないのですが、帰宅してゲームに夢中になっているときなどに便もれが起こります。臭いがしていても、下着が汚れていても、気にせず平気で遊んでいます」と困った様子で話されました。本人は少し恥ずかしいのか、うつむいたまま話を聞いていました。

診察・処方

診察すると、直腸や肛門に病変はありませんが、直腸に指を入れて診察すると大きな便の塊があり、便の周囲から便汁が肛門へ流れ出てきました。便秘を伴う遺糞症と診断しました。

治療はまず、直腸をいったん空にするよう毎朝浣腸をすることにしました。そして便意を感じたら、しっかり肛門を締める訓練であるバイオフィードバック療法を行うことにしました。この治療法は、本人が肛門を締める際、モニターで自分の肛門の圧変化を確認しながら肛門の締め具合を習得する治療法です。また便意の感覚を改善することもできます。

夏休みと冬休みに入院してもらい、浣腸とバイオフィードバック療法を2クール（1日に朝・夕2回、1週間に5日間を2周回）行ったところ、便もれは全くなくなりました。

この男児のように、バイオフィードバック療法によって、直腸の便意が回復し、さらに肛門の締め具合を習得して便もれをなくすことができました。筆者の治療経験では、バイオフィードバック療法は子どもの遺糞症の約9割に効果がありました。

遺糞症の頻度は2～3％で、男児が女児に比べて2倍多いとされています。多くは便秘を伴うもので、入学や進学、弟や妹の誕生、引っ越し、トイレの変化など環境の変化が引き金となって起こります。

まとめ

便秘を伴う場合には浣腸や坐薬、緩い下剤を投与して便を排出させ、慢性的に直腸に便がたまるのを防ぐのが一般的な治療法です。朝食は必ず食べ、野菜や繊維質を多く含む食事を食べることも大切です。便秘を伴わなければ、生活環境を見直し、症状を引き起こす精神的な要因を取り除きます。場合によってはカウンセリングが必要になります。

第8章

子どもの排便異常

1 子どもの慢性便秘症
2 予防と治療
3 手術が必要な病気もある
4 子どもの便もれ
5 病気による便もれ

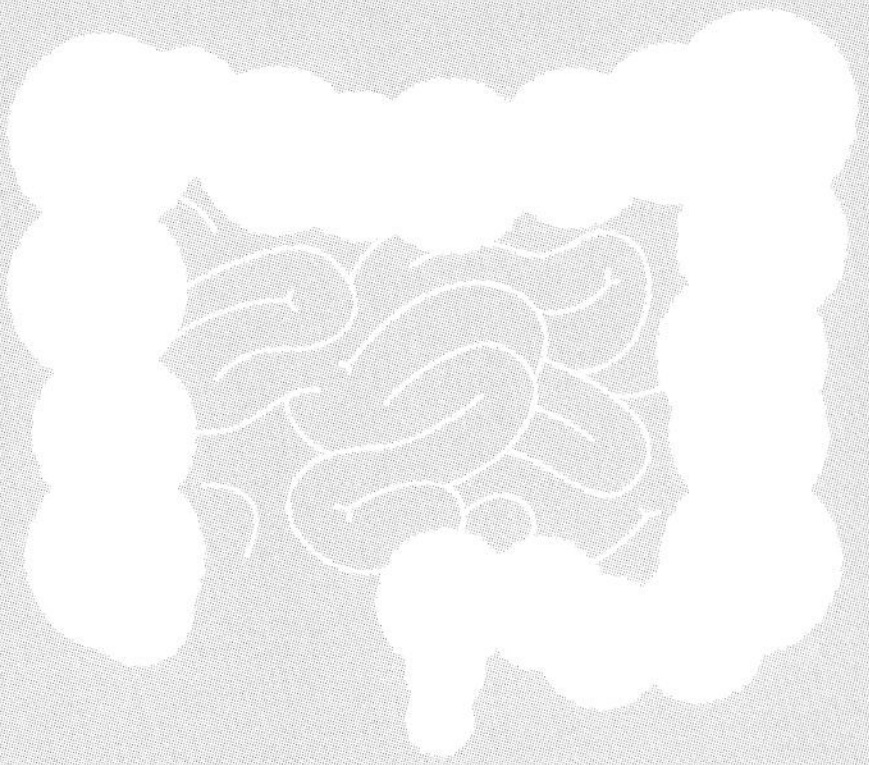

1　子どもの慢性便秘症

子どもの慢性便秘症に関する調査は少なく、正確な数字は不明ですが、排便回数が3日に1回未満の場合を便秘としたとき、小学生の調査で、男児で6・4％、女児で11・9％と、女児で多いとの報告があります。

子どもの便秘症には発生しやすい時期があります。「乳児で食事の内容が変わる頃」「幼児でトイレ訓練を始める頃」「学童で通学を開始する頃」などです。

便秘になる原因はそれぞれで異なります。乳児は、母乳から人工乳への移行や離乳食の開始による食事の変化がきっかけになります。幼児は、不適切な時期のトイレ訓練や養育者側の準備不足が原因になります。学童は、引っ越しや通学開始による生活環境の変化によるものがあります。また乳幼児で、硬い便で肛門に切れ痔ができ、排便時の痛みで便秘になることもあります。

2　予防と治療

それではは予防するにはどうすればよいでしょうか。

乳児は可能であれば母乳がお薦めです。母乳は人工乳に比較して乳酸菌が多く含まれていますので、便が緩くなって出やすくなるからです。

幼児のトイレ訓練は、子どもの発達段階を見ながら、あせらず、親の時間的余裕がある時期を選び、たとえ失敗しても叱らないようにしましょう。

規則的な生活とバランスの取れた食事も大切です。夜ふかしや朝寝坊すると、朝食後のトイレ時間が十分に取れなくなります。

大切なのは、便意を感じたらすぐにトイレへ行くことです。特に児童は便意を感じたら、学校でも人の目を気にしないでトイレへ行くよう指導してください。

次に治療について説明します。

乳児は綿棒で肛門を軽く刺激して排便を促す方法があります。

幼児や児童に対しては、医師は直腸に指を入れて直腸に便がたまっていないかを診ます。便がいつも直腸にたまっていると便意を感じなくなるので、浣腸か坐薬で便を出すようにします。浣腸や坐薬投与は、朝食後か、朝の時間帯が無理であれば夕食後にと、一定の時間帯を決めておくと排便のリズムを身につけやすくなります。さらに酸化マグネシウムなどの緩い下剤を飲んでもらいます。

直腸に便がたまらくなれば、その後は下剤の量を減らしながら良好な排便を維持します。小学生になれば母親と一緒に便の回数や性状を書いた排便日誌をつけると、本人の自覚や意欲が高まり、治療効果も上ります。

3 手術が必要な病気もある

子どもの便秘症の中には、まれですが、外科治療を必要とする病気もあります。ヒルシュスプルング病（先天性巨大結腸症）と鎖肛（肛門が生まれつき閉じている病気）の一部のタイプです。

まず、ヒルシュスプルング病がどのような病気か説明しましょう。病名は最初に報告した医師の名前から付けられています。

５千人に１人のまれな病気ですが、放置しておくと腸閉塞や重症の腸炎を起こして命に関わります。生まれてすぐの赤ちゃんの症状はおなかの張りや嘔吐ですが、乳幼児で頑固な便秘になります。「生まれてすぐの頃は便秘で困ったことはなかったのですが、１歳ごろから浣腸しても便の出が悪く、おなかも張ってきました」などと訴えて受診されます。

病気の原因は、腸管運動をつかさどる腸管の神経細胞が生まれつきないために結腸が動かず、肛門へ便を送り出すことができずに便秘となります。

治療をしないと、頑固な便秘から腸閉塞や重症の腸炎を引き起こします。手術は全身麻酔が必要で、神経細胞のない病変の腸管を切除して正常の腸管を肛門へ引き降ろします。以前はおなかを開ける手術が必要でしたが、腹腔鏡《ふくくうきょう》を利用したり、あるいは肛門側からだけで手術ができるようになりました。

手術後は、便秘の予防のために、坐薬の投与や肛門を広げる治療を行って経過をみます。小学生になるころには排便に問題はなくなり、他の子どもと同じように学校生活を楽しむことができます。

次に、鎖肛の一部のタイプです。肛門が狭かったり、あるいは肛門の位置が前にずれていたりするタイプの場合、便の出が悪く、便秘になることがあります。「生まれてすぐは便が出ていたのですが、乳児となった今、便秘ぎみです」などと言って受診されます。肛門を診察して診断することができます。外科治療として、狭くなっている肛門を切開して肛門を形成する手術を行います。術後はスムーズな排便となり、便秘症状は治まります。

4　子どもの便もれ

子どもの排便習慣は、4歳ごろまでに確立すると言われています。4歳を過ぎても不適切な時や場所で便をもらしてしまうことを、子どもの便もれ（便失禁）と言います。

ただし、少量の便や便汁によるわずかな下着の汚れは便もれとは言いません。

子どもの便もれの大半は、直腸や肛門に病変はないけれど、トイレで排便できず、下着の中で便もれを起こす遺糞症《いふん》という病気です。発症の頻度は2～3％で、男児が女児と比べて2倍多いとされています。

遺糞症は便秘を伴うものと、便秘を伴わず精神的な要素が強いものがあります。多くは便秘を伴うもので、入学や進学、弟や妹の誕生、引っ越し、トイレの変化などの環境の変化が引き金となって起こります。

便秘を伴う場合には、浣腸や坐薬、緩い下剤を投与して便を排出させ、慢性的に直腸内に便がたまるのを防ぐのが一般的な治療法です。朝食は必ず食べ、野菜や繊維質を多く含む食事をとることも大切です。便秘を伴わなければ、生活環境を見直し、症状を引き起こす精神的な要因を取り除きます。場合によってはカウンセリングが必要になります。

バイオフィードバック療法という治療法もあります。肛門を締める際、本人がモニターで自分の肛門の圧変化を確認しながら肛門の締め具合を習得する治療法です（図10）。便意の感覚を改善することもできます。

バイオフィードバック療法によって、直腸の便意が回復し、さらに肛門の締め具合を習得して便もれをなくすことができます。筆者の治療経験では、バイオフィードバック療法は子どもの遺糞症の約9割に効果がありました。

5　病気による便もれ

便もれは、生まれつきの形成不全によって生じる「鎖肛」「ヒルシュスプルング病（先天性巨大結腸症）」の手術後や、先天性の脊髄の病気で起こることがあります。いずれも病気自体は

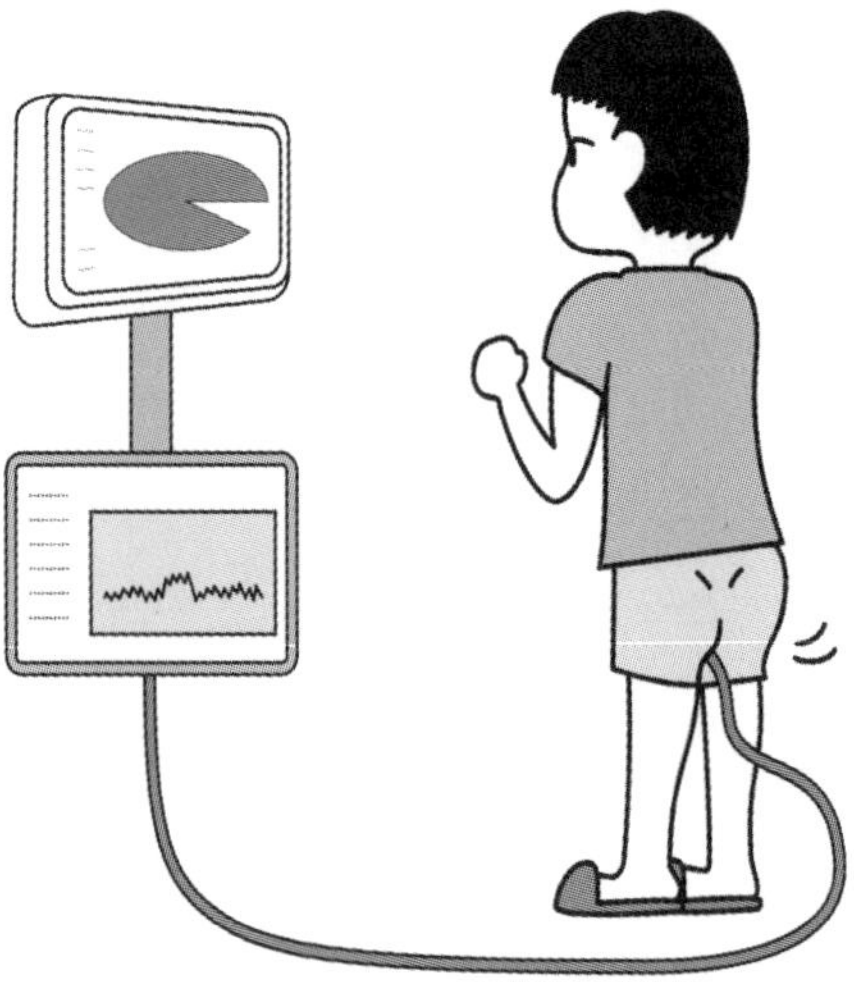

図10　バイオフィードバック療法
肛門を締める際に、本人がモニターで肛門の圧変化を確認して締める具合を習得する
（イラスト・加藤久尚）

まれですが、鎖肛は手術後に便もれが比較的多く生じます。

鎖肛は、生まれつき直腸が肛門まで降りずに肛門が閉鎖している病気です。肛門を締める機能を持つ内肛門括約筋の発達も悪いので、手術による肛門作成後に便もれが起こりやすいのです。４～５歳ごろまで１日に何回か便もれがありますが、定期的に浣腸、坐薬を投与して排便習慣をつけていきます。

小学校に入ってからは、下着を汚したときのために替えの下着を用意しておくことや、担任や養護の先生に病気について伝え、理解してもらうと良いでしょう。また母親の指導の下、１日の排便回数や便の状態を排便日誌につけると、本人の自覚が増し、効果が出てきます。治療と指導がしっかり行われると、高学年になる頃には便もれはほぼなくなります。

バイオフィードバック療法も治療法の一つですが、治療効果は遺糞症ほど期待できません。筆者の経験では、便もれに効果があったのは約３割にとどまりました。しかし、急な時にトイレに間に合うことができるようになるという効果はありました。

外科治療として、肛門括約筋以外の筋肉で括約筋機能を補う手術や、後方から再度直腸を引き降ろす手術などがあります。

ヒルシュスプルング病は、腸の動きを制御する神経細胞が生まれつきないために腸の動きが悪く腸閉塞や重い便秘症を起こす病気です。手術後に、まれですが便もれが生じます。便秘の治療のため病変部の腸管と内肛門括約筋の一部を切除しますので、一時的に手術前より肛門が緩くなるからです。

治療は、鎖肛と同じように浣腸や坐薬投与で排便習慣をつけます。鎖肛に比べて比較的早期に便もれは改善します。

先天的な脊髄の病気「脊髄髄膜瘤《せきずいずいまくりゅう》」でも手術後に便もれが起こります。排便の神経中枢が脊髄にあるため、脊髄に病変があると排便機能に障害が生じ、便もれや便秘が起こります。浣腸をしたり、坐薬を投与したりして定期的に排便させて便もれを未然に防ぐようにします。

べんつう列伝

偉人もべんつうに悩んでいた

❶ 長寿も便秘で苦しんだ**杉田玄白**

❷ トイレの長い**加藤清正**

❸ 秀吉に心配された**北政所**の便秘症

❹ 馬上で便もれした？**家康**

❺ **西郷**は過敏性腸症候群？

❻ **石田三成**も過敏性腸症候群？

❼ 痔ろうに悩んだ**夏目漱石**

❽ ストレスと痔で苦しんだ**大岡越前守**

❾ 旅で切れ痔が悪化した**松尾芭蕉**

❿ 船酔いと下痢で動けなかった**勝海舟**

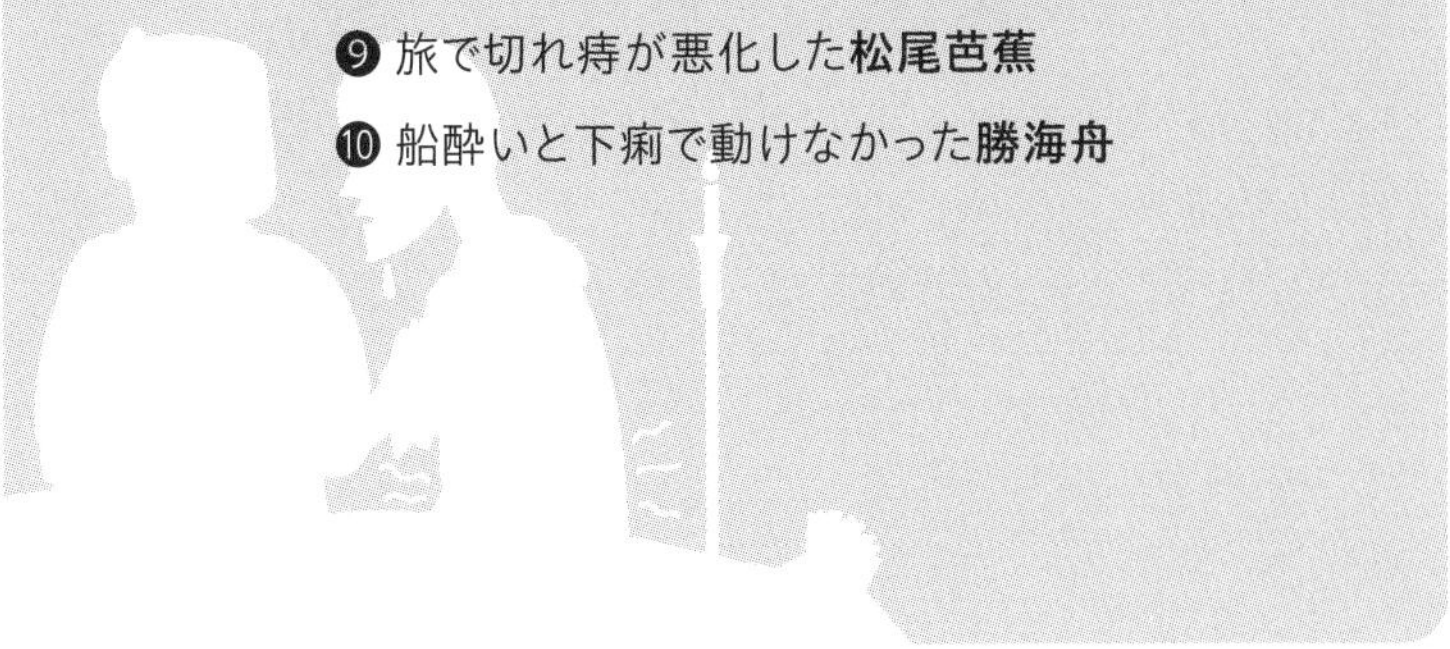

❶長寿も便秘で苦しんだ杉田玄白

医者で蘭学者の杉田玄白（1733〜1817年）は、前野良沢らと共にオランダ語の解剖書『ターヘル・アナトミア』を翻訳し、『解体新書』を著しました。日本における近代医学の道を開いた偉人です。晩年まで小浜藩医として活躍、医学塾を開いて門弟教育に当たり、当時としては長寿の85歳で生涯を閉じました。

しかし、長寿を全うした玄白でも、84歳の時に記した『耄耋独語《ぼうてつどくご》』（老いぼれの独り言の意）で、自身の便秘の苦しみを切々と述べています。

下の二こうのうるさくつらき事は、挙げて数えかたく、先ず後門は日々飯食の糟糠を泄す第一の要所なれば、自由なくては叶わぬ所なるに、老者のならひ、多

くは秘結《ひけつ》（便秘）かちにて廁《かわや》（便所）に居ること長く、寒風の時なとは其苦みぃはんかたなし

「（以下は現代語訳）体の下にある大小便の排泄口のしつこく、つらいことは、数えればきりがない。まず後ろの肛門はご飯のかすを排泄する一番の要所であり、自由に機能しないと困る所である。老人にありがちなのか、便秘の傾向となり、便所に居ることが長くなる。特に寒い風が吹く寒いときなどのくるしみは言いようがないものだ」と、便秘にほとほと苦しむ様子が記されています。（杉靖三郎「和蘭医学事始―杉田玄白・覚え書」春秋社、1982年）

便秘は、江戸時代でも女性に多かったと思われますが、玄白のように、男性でも老人になると便秘で苦しむことがあったと考えられます。

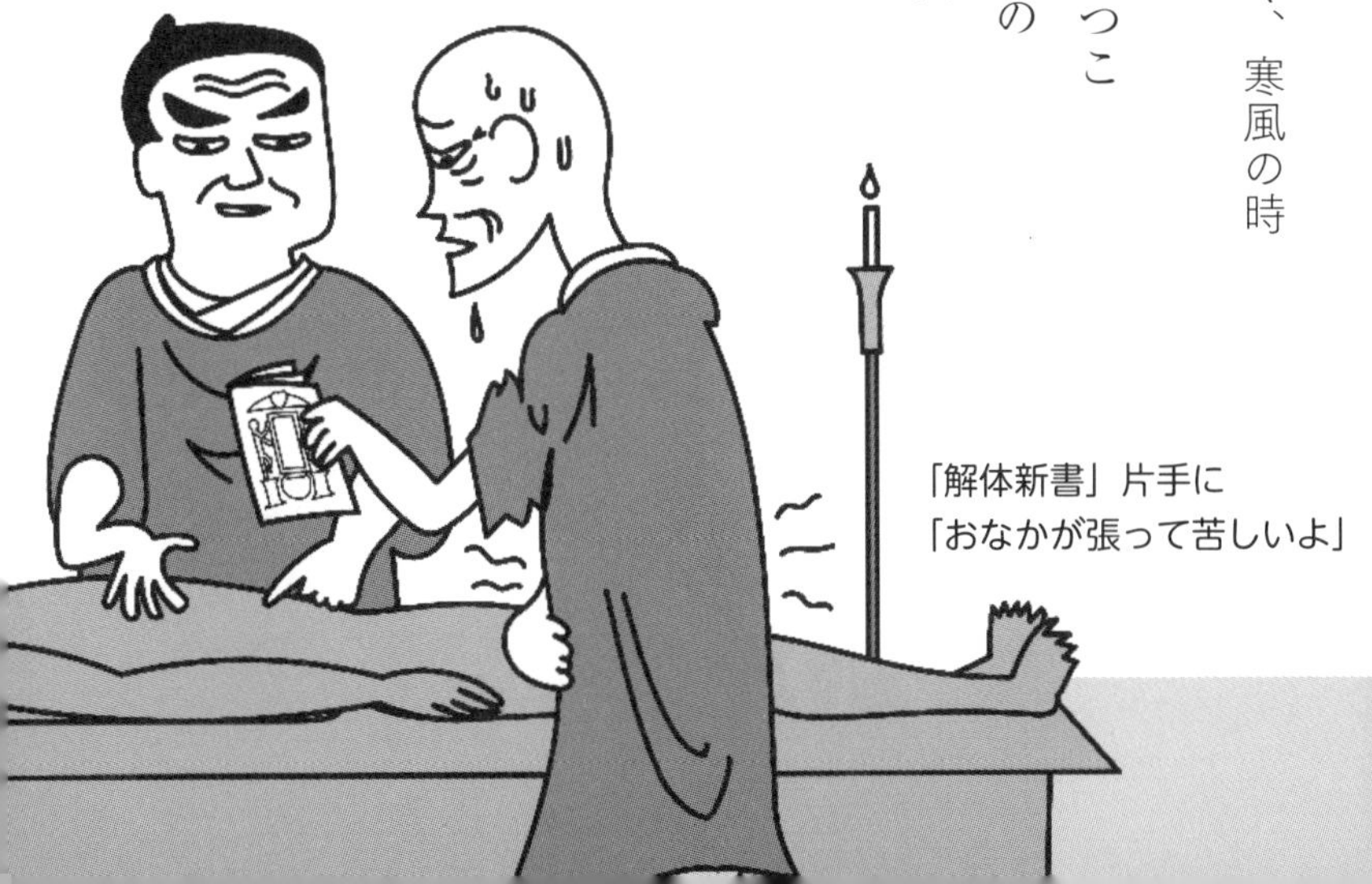

玄白より先の江戸時代前期に活躍した儒学者、博物学者の貝原益軒（1630〜1714年）は、健康で長生きするためにまとめた「養生訓」の中で、便秘について「常に大便秘結する人は、毎日廁にのぼり、努力せずして、成べきは少づつ通利すべし。如此すれば、久しく秘結せず」と記しています。「いつも便秘をする人は、毎日便所へ行き、あまりいきまないで、少しずつでもよいから便通をつけるとよい。このようにすれば、長期にわたって便秘をすることはない」ということです。（貝原益軒著・前田信弘編訳『養生訓―すこやかに生きる知恵』日本能率協会マネジメントセンター、2020年）

玄白が悩まされた便秘を現代医学で考えると、高齢者に多い大腸の運動機能低下による大腸通過遅延型の便秘です。そのことが原因で、彼は便所に長時間こもり、排便困難で苦しんだと思います。しかし益軒が言うように、いきまずに少量でもよいから排便して、短時間で切り上げるべきでした。というのも、玄白の便秘はさらに高じて、排便ごとに脱肛となり、湯で温めて脱肛を苦労して元に戻していたからです。

❷トイレの長い加藤清正

加藤清正（1562〜1611年）は安土桃山時代から江戸初期にかけての武将で、肥後熊本藩の初代藩主です。豊臣秀吉の家臣として賤ケ岳《しずがたけ》の戦い（1583年）で活躍、「七本槍《やり》」の1人として所領を与えられました。さらに朝鮮へ出兵して猛将ぶりを発揮し、虎退治をしたという伝承も残っています。

しかしこのような猛将であった清正でも退治できなかった手ごわい相手がありました。それは人間や虎ではなく、「痔」というお尻の病気でした。清正の痔の程度はかなりひどく、トイレに一度入るとなかなか出てこなくて、ときには1時間も入っていました。（天藤製薬・ボララボのホームページ「痔に悩んだ偉人たち」より）

「清正が熊本城に居たある夜、手洗いに行くのに小姓2、3人付き添った。清正は不浄を嫌って、手洗いでは一尺（約30センチ）もある下駄《げた》を履いていたが、中でトントン踏み鳴らした。小姓が近づいて用件を問うと、「いま急に思い出したことがあるので、庄林隼人を呼べ」と命じた。呼ばれた庄林隼人は風邪を引いて休んでいたが、急用だというので乱髪のまま登城すると、痔で苦しむ清正は、まだ手洗いの中に居た」との言い伝えがあります。（安藤英男編『加藤清正のすべて』新人物往来社、1993年）

このように清正は、一尺の下駄を履いたまま1時間もトイレの中でしゃがみこみ、痔と便秘の悪循環に悩まされていたのでしょう。

清正の時代には、現在でも痔の飲み薬として使われている漢方薬「乙字湯《おつじとう》」や塗り薬「紫雲膏《しうんこう》」があり（稲木一元著「乙字湯・潤腸湯」漢方医学、2008年）、清正へも漢方医がこれらの薬を処方していたと思います。しかし、1時間もの長い間、トイレに入ったからといって、十分な量の便は出なかったでしょう。むしろトイレで長時間いきんでいると、静脈のこぶである痔が悪化し、さらに便秘が高じたと考えられます。

現代医学から、清正の「長時間のトイレ」を考えてみましょう。

便意を催したときにトイレに入れば、5分以内に用を済ませることができるはずです。便意を催していないのに長時間トイレに入っているのは、時間の無駄であるだけでなく、肛門にうっ血(静脈の血流が滞ること)を起こし、痔の悪化と便秘の悪循環を招くことになります。

トイレは5分以内に済ませましょう。もし排便がなければ、便意を催したときにタイミングを逃さずトイレに入ることです。

便意を大切に!

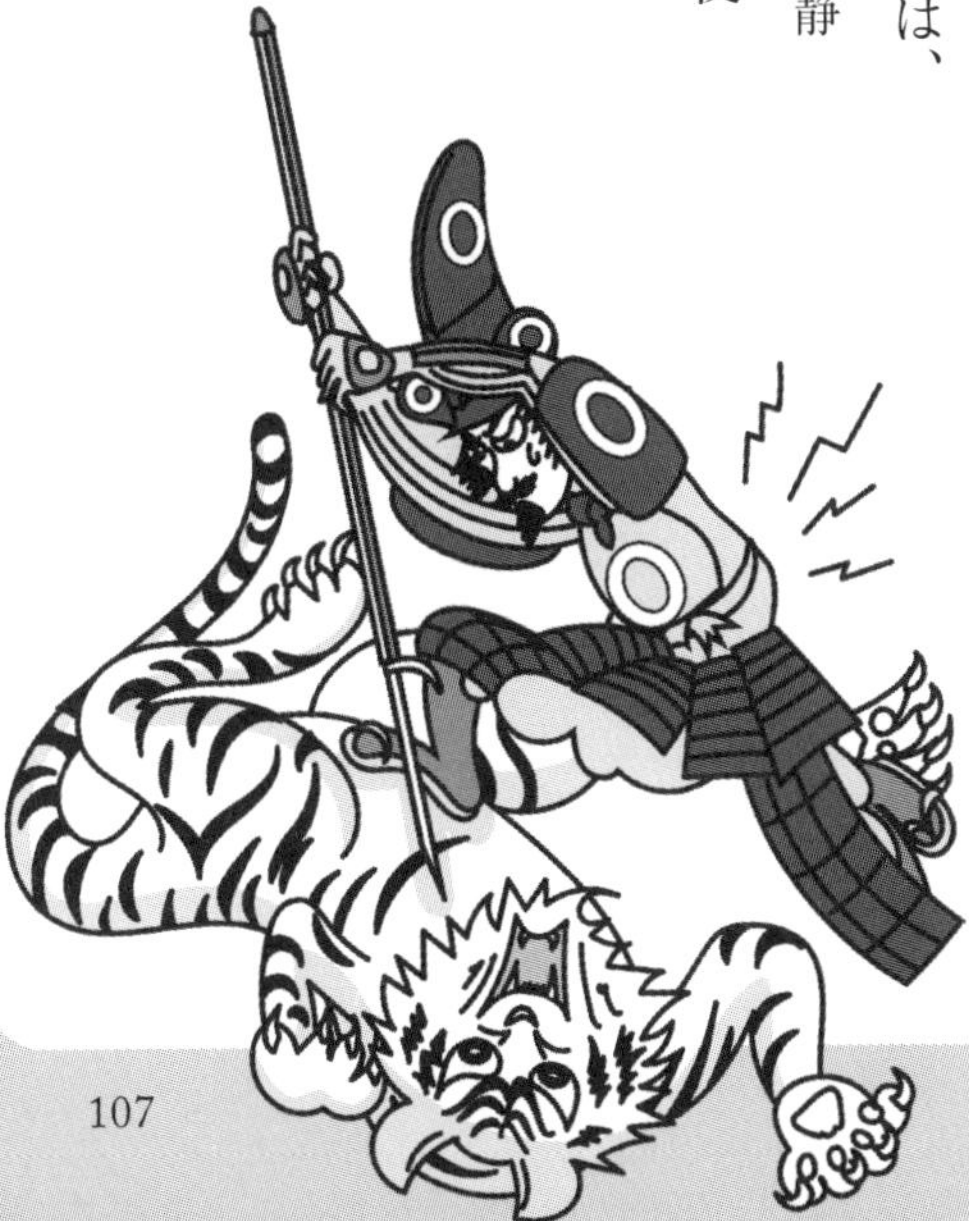

虎を踏みつけた時、
「アッ、お尻に激痛が!」

❸秀吉に心配された北政所の便秘症

豊臣秀吉の正室ねねは、秀吉が1585年に朝廷から関白宣下を受けると北政所《きたのまんどころ》と呼ばれるようになりました。

彼女は秀吉の出世に連れ添った糟糠《そうこう》の妻として知られていますが、秀吉との間に子どもはいませんでした。一方で、秀吉は女ぐせが悪いという定評があり、側室として名前が出ているだけでも16人と言われています。（津本陽・板倉徹『戦国武将の脳―乱世を勝ちぬくブレインパワー』東洋経済新報社、2009年）

そのような秀吉が北政所の侍女の中納言に宛てた自筆の書状が、加賀の前田家に残されています。

中納言から北政所の病状について報告を受け、「少しよくなったそうで満足」とか「少しずつよくなっていくなら頼もしい」と書いています。（鈴木眞哉『戦国武将のゴシップ記事』ＰＨＰ新書、２００９年）

中納言は「大便が少し下りればよいでしょう」と報告しており、それに対して秀吉は「それには下剤を少し使ってはどうか」と勧めています。

さらに追而書《おってがき》（追伸）でも「かえすがえす言うが、下剤をかけて少し下りるようしたいものだ」「大便はいかほど下りたか」などと中納言に聞いています。そして「めでたい報告を待っている」と記している

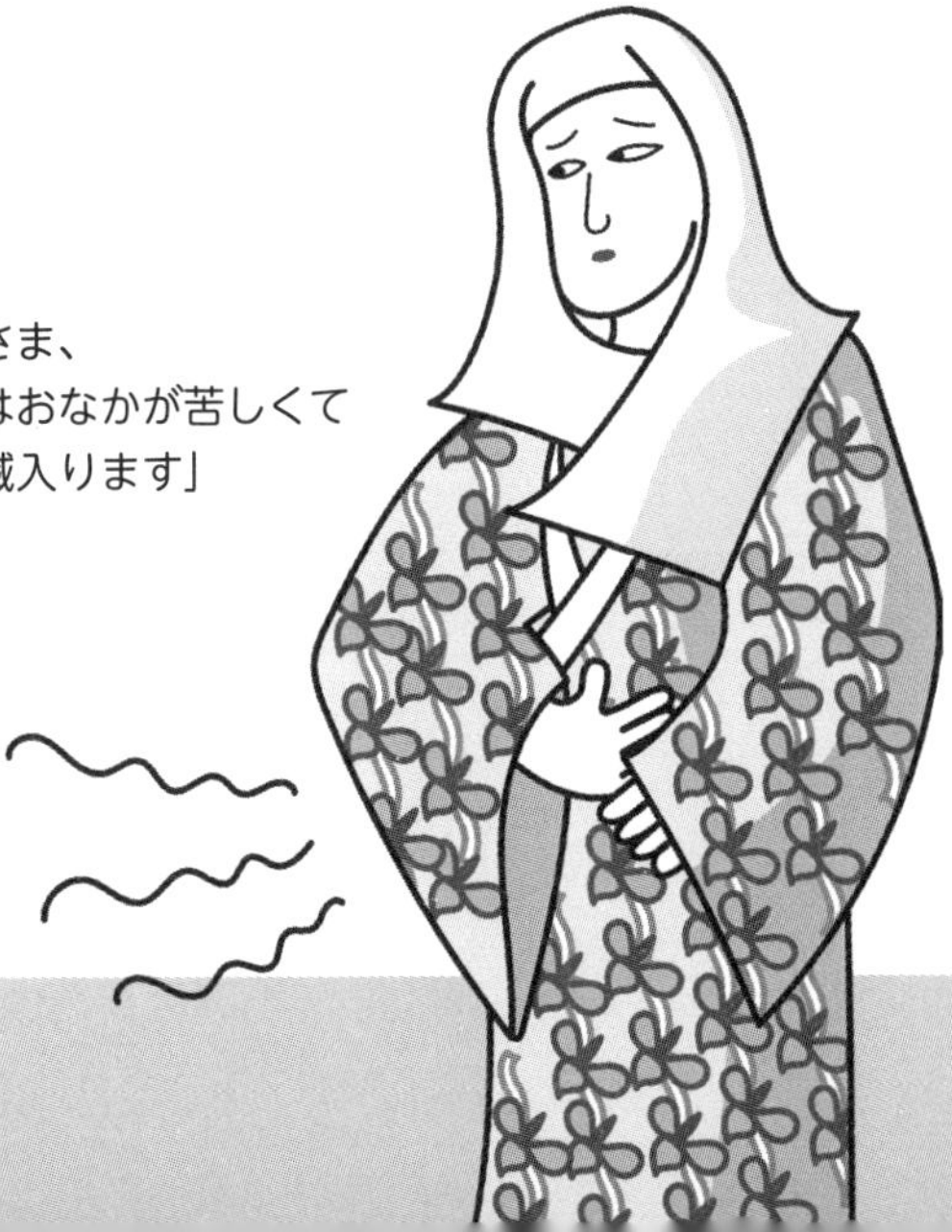
「秀吉さま、
ねねはおなかが苦しくて
気が滅入ります」

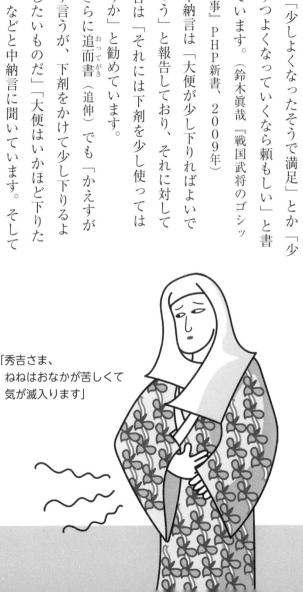

ことから、正室の北政所を気遣う秀吉の一面を垣間見る思いがします。

北政所の便秘を心配した秀吉の書状から推測すると、彼女は便秘に苦しみながらも、漢方医が処方する下剤で「べんつう」を整えていたのでしょう。

安土桃山時代から江戸初期の京には、秀吉の主治医を務めた曲直瀬道三《まなせどうさん》や養子の玄朔《げんさく》が漢方医として活躍しており、「潤腸湯《じゅんちょうとう》」「麻子仁丸《ましにんがん》」などの下剤が習慣性の便秘の治療に使われていました（稲木一元『乙字湯・潤腸湯』漢方医学、2008年）。これらの漢方薬は、現在でも便秘の治療薬として医療機関で処方されることがあります。

ただ漢方薬の中で、センナや大黄《だいおう》を含む刺激性の下剤（アントラキノン系）は、長期間連続して飲むと習慣性となり、次第に効かなくなってきます。市販の漢方便秘薬の中にも、これらの生薬が含まれていることがあるので注意してください。もし使うなら、便秘症状があるときに限定して飲むのが良いでしょう。

❹馬上で便もれした？　家康

織田信長、豊臣秀吉、徳川家康の三英傑の中で、家康は数え75歳までと最も長生きした人物でした。タカ狩りで激しい運動をこなし、麦飯を主食とした粗食で健康には人一倍気を使っていたと思われます。漢方薬にも詳しく、漢方医が処方する薬より、むしろ自分が調剤した漢方薬を飲んだと言われています。

そんな健康マニアの家康が馬上で「便もれ」を起こしたとの俗説があります。

家康は元亀3年12月22日（1572年2月4日）、三方ヶ原（現在の浜松市）で信長と共に武田信玄に戦いを挑みました。しかし難戦となり、命からがら浜松城へ逃げ帰る無残な敗北でした。

家臣の大久保忠世に導かれ、家康はほうほうの手で居城の浜松城に戻りました。城に帰って、家康を見た大久保忠世は「呆《あき》れたお人じゃ、お館《やかた》は。見られませ、馬の鞍《くら》にせつな糞《くそ》を漏らしてござる。ああ臭《くさ》や」と、憂いて言いました。家康は「便もれ」を指摘されたことで、「たわけめ！これは腰の味噌じゃ」と苦し紛れに言い訳をした——とか。（山岡荘八『徳川家康（5）』講談社、1987年）

家康の人間臭さを印象づけるために作られた、小説上の「醜態」なのかもしれませんが、あと一歩で首を取られる極限状態にまで追い詰められると、恐怖のあまり「便もれ」いう生理現象を催してしまうことはあり得るのでしょうか？

現代医学で、家康の「便もれ」のメカニズムを考えてみました。

当時の家康は31歳。年齢的には肛門括約筋の働きは正常で、通常の便意に十分耐えることができたでしょう。しかし直腸に便がたまった状態であれば、恐怖で交感神経が興奮状態にまで極度に刺激され、直腸圧が肛門圧以上に一気に高まり、ついに肛門は直腸圧の上昇に抗しきれず、直腸の便が漏れ出すことは考えられます。

家康の「便もれ」から私たちが学ぶべきことは、日常生活で排便を整えるために、直腸に便をためておかないことが大切です。

朝の一定時間に排便しておけば、日中に便もれは起こりにくくなります。高齢者や手術などで肛門が緩くなっている人はもちろん、若い仕事盛りの人も出かける前や大事な仕事前にはしっかりと排便を済ませておきましょう。

家康も、大事な戦いの前にしっかりと排便を済ませ、直腸内に便をためておくことがなかったなら、馬上での便もれは起こらなかったでしょう。

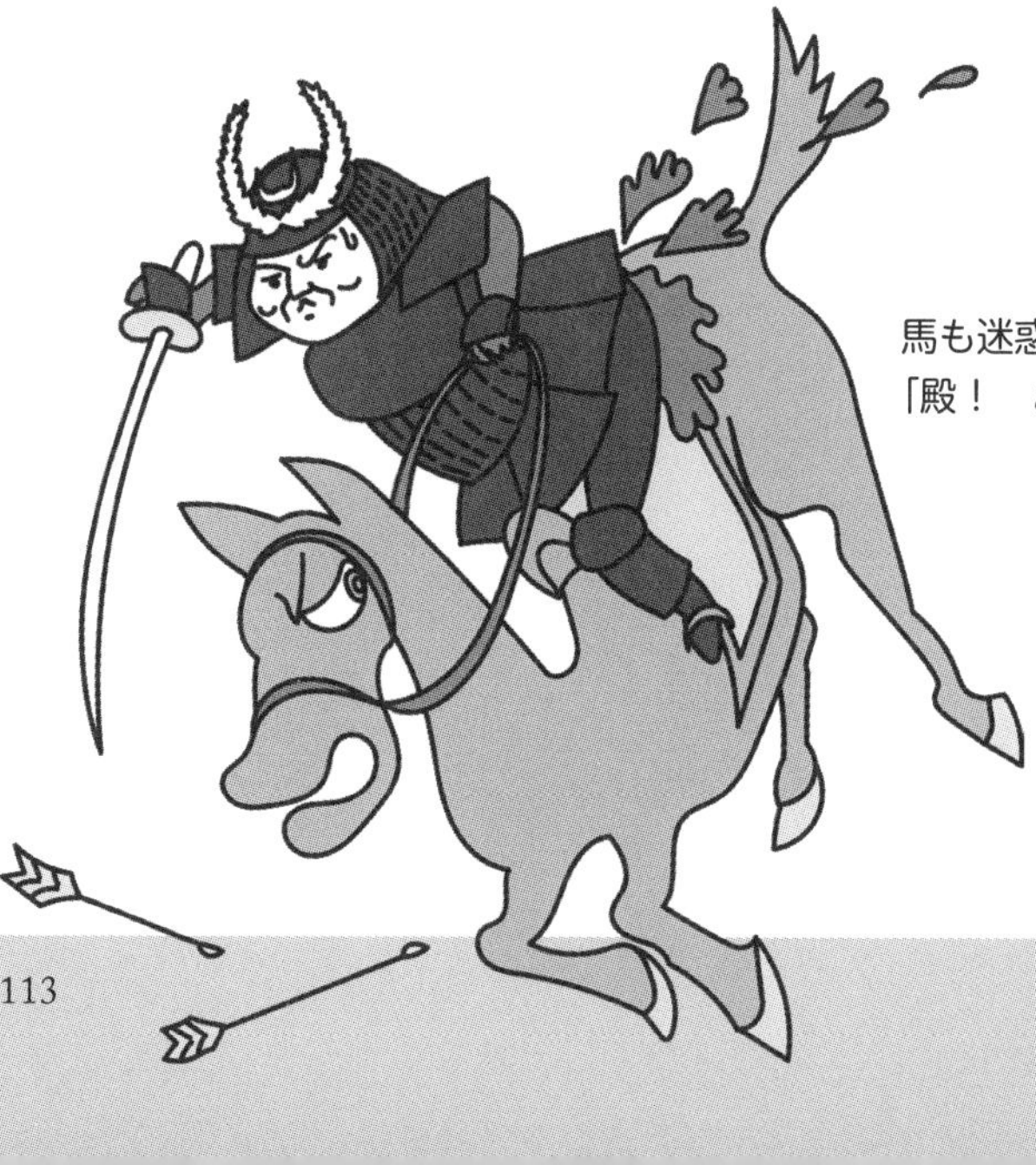

馬も迷惑そうに
「殿！　おニオイが…」

❺西郷は過敏性腸症候群？

西郷隆盛（1827～1877年）は、明治維新の立役者で、明治新政府でも活躍した人物であることは誰もが知っています。

堂々たる体格、大きな目を見ると、感情量豊富で、おうような人格者という人物像を思い浮かべます。肥満以外には生来健康であったと思われていますが、実際のところ健康面はどうだったのでしょうか。

西郷は薩摩藩に下級藩士として仕えていた頃、島流しを2回受けています。1回目は奄美大島、2回目は沖永良部島でした。

2回目の島流し以降に熱帯病の一つである寄生虫のフィラリアに感染して、下半身が浮腫によって腫れる象皮病と陰嚢《いんのう》水腫にかかったと言われています。（早川智『戦国武将を診る―源平から幕末まで、歴史を彩った主役たちの病』朝日新聞出版、２０１６年）

私が注目するのは、西郷が長期にわたり反復する下痢と腹痛の腹部症状に悩まされていたことです（家近良樹『西郷隆盛と幕末維新の政局―体調不良を視野に入れて』ミネルヴァ書房、２０１１年）。

激動の時代を駆け抜け、薩摩藩と国家の命運を背負った西郷には、私たち凡人には想像できないほどのストレスに悩まされたのではと思われます。

主君の島津斉彬の後継者問題で抗争があった1年後の１８５５年、故郷の友人の横山三圓に送った書簡には「盆前より暑邪に当たられ、頓と痔病様にて五十も瀉《しゃ》し（下痢）候え共、もふは本腹仕り候」と記されています。ストレスからくる繰り返す下痢に悩まされ、50回もトイレに駆け込んだのでしょうか。

明治維新の後、新政府の参議、陸軍大将となった後も、症状は悪化の一途をたどりました。親友であった薩摩藩の桂久武への手紙には「昼夜には二十四五度の瀉し方にて、間には下血致し候え共、頓と気分は不相変」と、24～25回の下痢と、その間に下血までしたものの気分は変わらないと伝えています。

西郷は温泉好きではありましたが、病気治療や体調管理からの必要もあったのでしょう。明治政府を辞して郷里の鹿児島に帰り、時間の余裕ができた1874年以降は、「山野で2頭の犬を連れてウサギ狩りをし、湯治場に帰ってくると湯につかって静養に努めていた」といいます（司馬遼太郎『翔ぶが如く（7）』文春文庫、1980年）。しかしその後、下山して鹿児島私学校の士族たちに担がれて西南戦争に突入しました。

現代医学から西郷の反復する慢性の腹痛

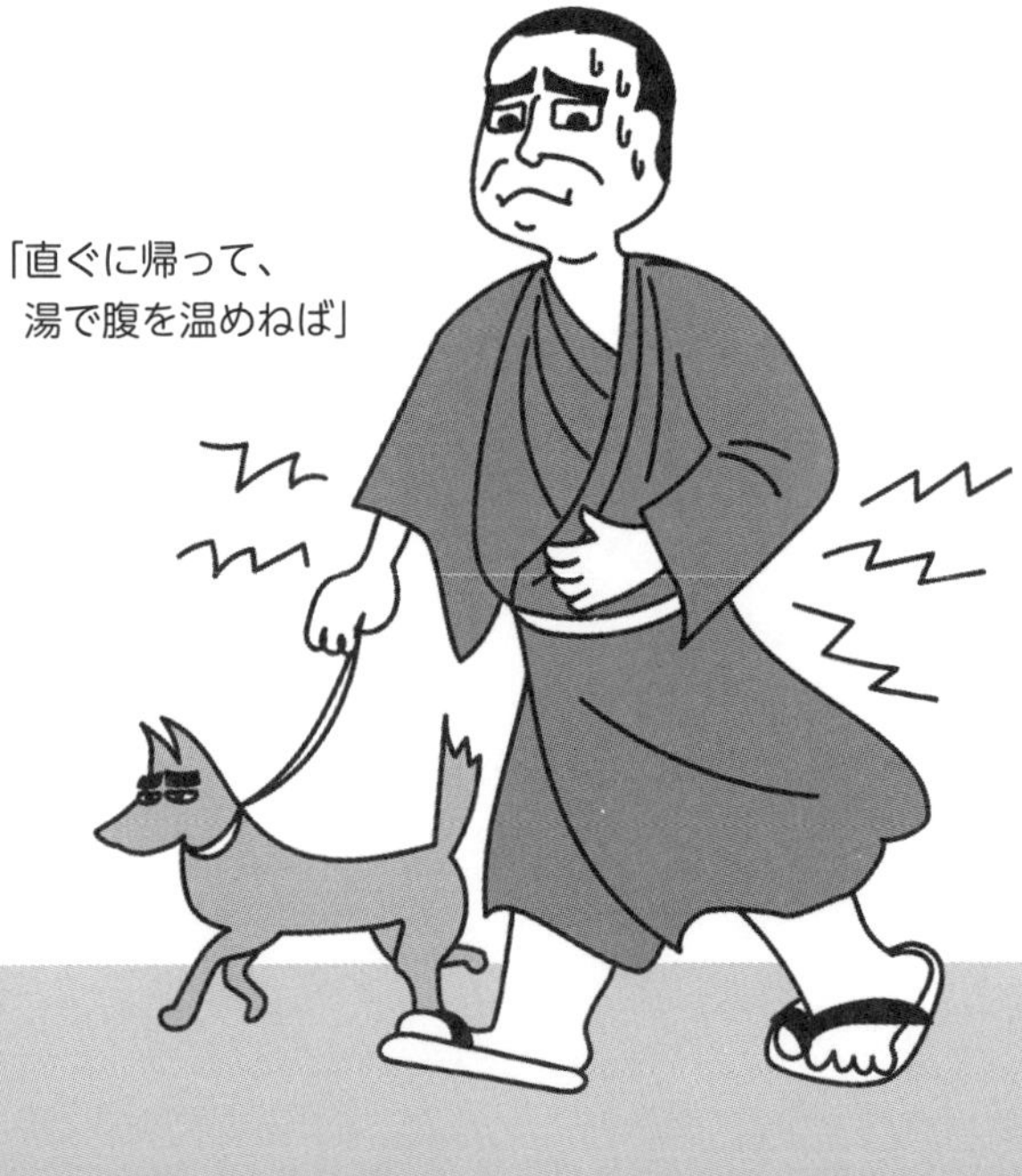

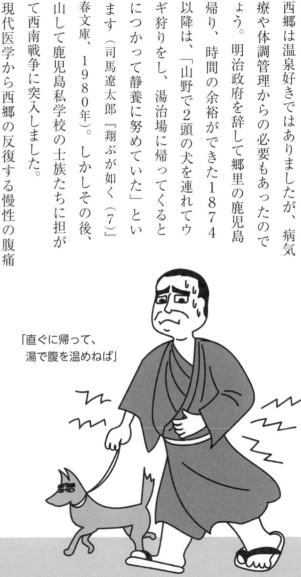

や下痢の症状を考えると、過敏性腸症候群が考えられます。藩と国家の命運を背負った過酷なストレスが、さらなる症状の悪化につながったのでしょう。

ただ、時々下血もあったことから、虚血性大腸炎や潰瘍性大腸炎などの可能性はあります。大腸内視鏡検査を行えば病気を鑑別できるのですが、当時のことですので正確なところは分かりません。

❻石田三成も過敏性腸症候群？

石田三成（1560～1600年）は安土桃山時代の武将で、豊臣政権下で奉行として活躍しました。秀吉の死後、毛利元就らと共に西軍を組織しましたが、関ヶ原の戦い（1600年）で家康らの東軍に敗れ、京の六条河原で斬首されました。

三成は10代半ばから秀吉に仕え、その後は秀吉の側近として台頭し、右腕となって活躍しました。

秀吉が長浜城主だった頃、鷹狩りの帰りに寺に立ち寄って茶を所望したところ、寺の小姓だった三成は、最初に大きな茶碗にぬるめの茶、二杯目は小さな茶碗にやや熱めの茶、そして三杯目はさらに小さい茶碗に熱い茶を少量出しました（三献茶）。

すると秀吉は、この小姓の気配りにたいそう感心したと伝えられています。（小和田哲男『石田三成―「知の参謀」の実像』ＰＨＰ新書、１９９７年）

このように三成は少年の頃から細やかで、気遣いのできる人だったのでしょう。

三成の性格は神経質で、デリケートな人だったと推測されます。また「三成腹」と言われるほどおなかが弱く、関ヶ原の戦いも下痢のためにうまく指揮を取れなかったと伝えられているのは、過敏性腸症候群にかかっていたのかもしれません。（早川智『戦国武将を診る―源平から幕末まで、歴史を彩った主役たちの病』朝日新聞出版、２０１６年）

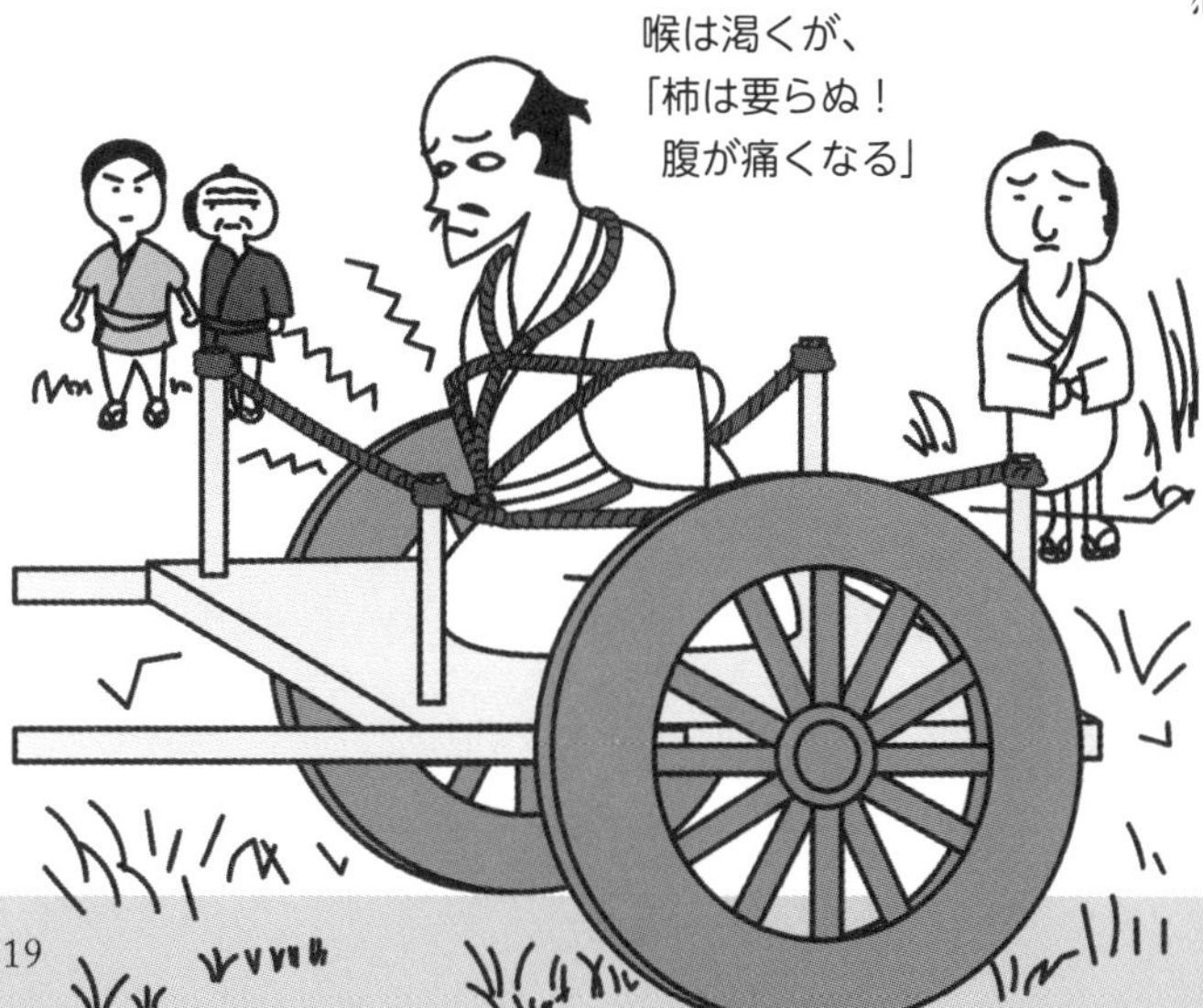

さらに逸話として残っているのは、「三成は処刑の直前、警護の侍に喉が渇いたので白湯を欲しいと頼んだところ、白湯はないが柿がある。代わりに柿を食せ、と言われた。それに対して三成は、柿は痰《たん》（おなか）の毒だから食わないと言ったので、警護の連中はどっと笑った。」（真田増誉『明良洪範』国書刊行会、1912年）。斬首される直前でも、三成は柿の実がおなかの消化に良くないことを気にしていたのでしょうか。

三成が悩まされた反復する下痢の症状から、現代医学的には過敏性腸症候群が考えられます。その症状はストレスで悪化しやすく、性格的な面も大きいとされています。真面目で責任感の強い人や、神経質で気の細かい人がなりやすく、政務に携わっていた官僚的な三成は加藤清正や黒田長政など武闘派奉行たちの間で大きなストレスを抱えていたのかも知れません。

電車に乗ったり、テストや会議の最中に急におなかが痛くなったりする過敏性腸症候群はストレスと直結しています。特にストレスを浴びやすい働き盛りの人は、規則正しい生活とストレス軽減に努めましょう。

❼痔ろうに悩んだ夏目漱石

夏目漱石（1867~1916年）は、明治から大正初期にかけて活躍した近代日本の文豪で、本名は夏目金《きん》之《の》助《すけ》です。代表作には、『吾輩は猫である』『坊ちゃん』『三四郎』『それから』『明暗』などがあります。また、千円紙幣の肖像にもなりました。

漱石の生涯は病気の連続で、胃潰瘍、心の病、糖尿病、痔などを患ったと言われています。中でも胃潰瘍には長期にわたって苦しみました。1910（明治43）年、伊豆の修善寺で転地療養するも大吐血を起こし、一時は危篤状態になりました（修善寺の大患）。その後、病状は落着いたとはいえ、何度も再発・入院を繰り返し、1916年（大正5年）12月9日自宅で胃内の大量出血を起こし、『明暗』執筆の途中で死去しました。

漱石は心の病も抱えていました。熊本の第五高等学校教授在任中の1900年（明治33年）、文部省からロンドン留学の命を受け、留学中「アパートを誰かに覗かれている」など妄想的な症状を訴え、部屋にこもりっぱなしでした。あまりのノイローゼ症状を心配され、2年余りで帰国を命ぜられています。

私が注目するのは、漱石が痔ろうという病気に悩んでいたことです。

漱石は1911（明治44）年9月14日、講演旅行より帰京して、神田錦町にあった佐藤病院で痔の手術を受けたという。その後翌年の9月に入院、痔ろうの手術を受けたという（衣笠昭「わが国古来よりの肛門疾患の変遷（2）」『日本大腸肛門病学会雑誌』53巻7号、2000年）。

漱石自身の体験を基にして、小説『明暗』に主人公の津田が痔ろうの診断と治療を受ける様子が第一章から描写されています。

医者は探りを入れた後で、手術台から津田を下ろした。「矢張り穴が腸まで続いているんでした。この前探った時は、途中に瘢痕の隆起があったので、ついそこがいき留りだとばかり思って、ああ云ったんですが、今日疎通よくする為に、そいつをがりがりかき落してみると、まだ奥があるんです」。津田の顔には苦笑のうちに淡く盛り上げられた失望の色が見えた（夏目漱石『明暗』新潮文庫、2010年）。

さらに漱石が受けた2回目の手術の様子が、主人公の津田を通して描かれています。

津田はそれなり手術台に上《のぼ》って仰向けに寝た。冷たい防水布がじかに皮膚に触れた時、彼は思わず冷りとした。（中略）

局部麻酔は都合よく行った。まじまじと天井を眺めている彼は、ほとんど自分の腰から下に、どんな大事件が起っているのか知らなかった。（中略）

すると足の方で医者の声がした。「やっと済み

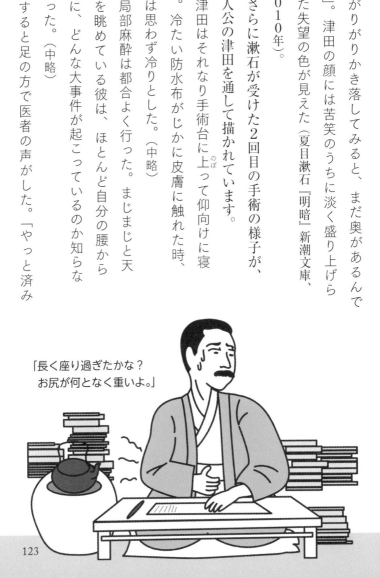

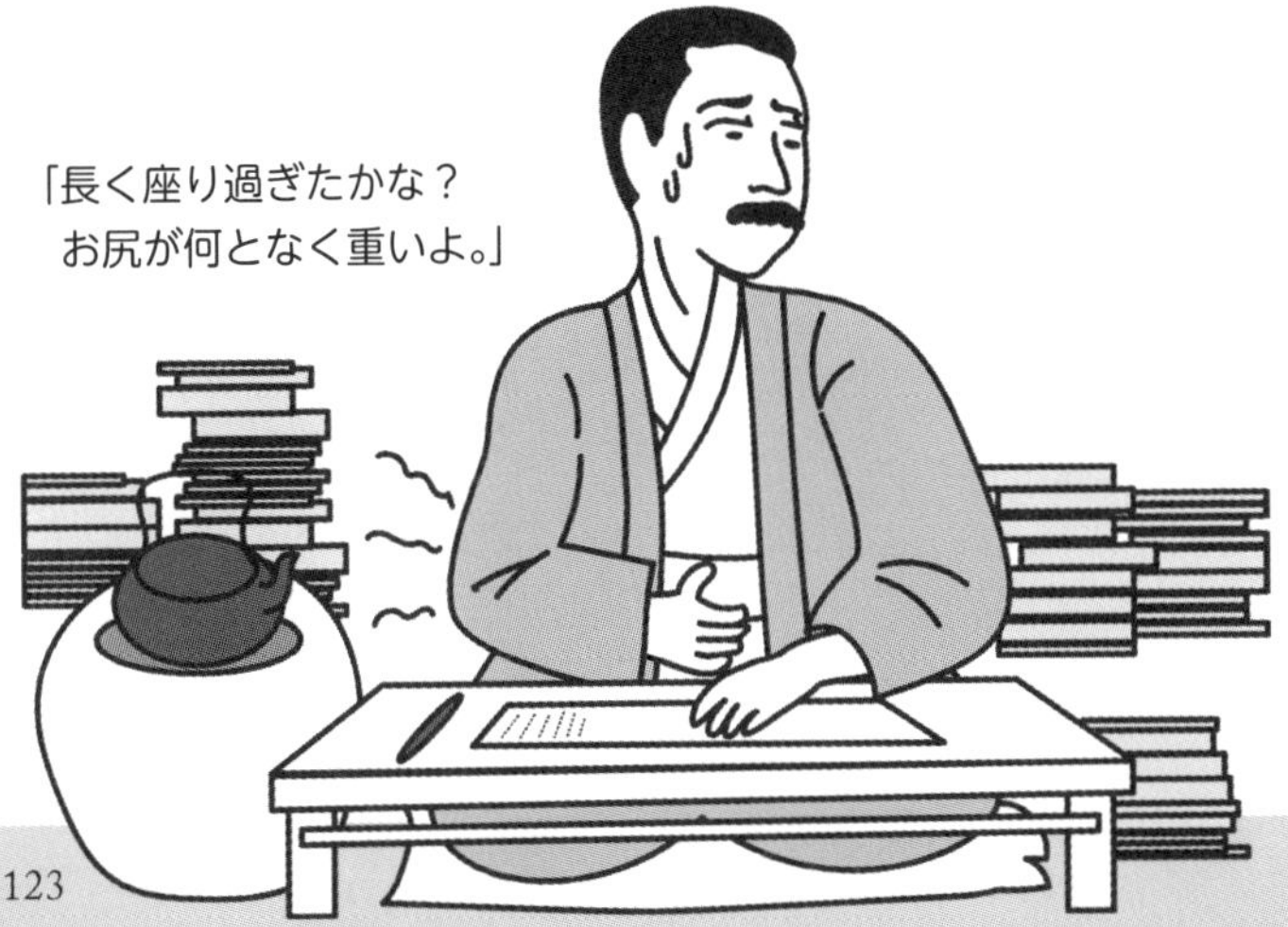

ました」むやみにガーゼを詰め込まれる、こそばゆい感じの後で、医者はまた云った。「瘢痕《はんこん》が案外堅いんで、出血の恐れがありますから、当分じっとしていて下さい」最後の注意と共に津田はようやく手術台から下ろされた。

漱石が悩まされた痔ろうについて現代医学から考えてみましょう。

痔には、いぼ痔、切れ痔、そして痔ろうがあります。痔ろうは、肛門内部のくぼみに便などが付着して細菌が侵入することで膿ができ、さらに直腸から肛門周囲の皮膚がトンネルのようにつながる状態を言います。

痔が起こる誘因は、便秘と下痢です。便秘では硬くなった便が肛門を傷つけます。また下痢では、便のスピードの速さが直腸や肛門を傷つけます。

痔を予防するには、まず排便を整えることです。そして一日中、仕事あるいはテレビを見るなど座る姿勢を続けないことです。時には軽い運動やウオーキングなどをして肛門に負担をかけないようにしましょう。漱石は仕事柄、一日中座っていることが多かったと思われ、排便を整えることが難しかったのではないでしょうか。

❽ストレスと痔で苦しんだ大岡越前守

大岡越前守忠相《えちぜんのかみただすけ》（1677～1752年）は、8代将軍徳川吉宗が進めた享保の改革を町奉行として支え、江戸の市中行政に携わりました。山田（現在の三重県伊勢市）で奉行をしていたときには、山田と紀州藩領・松阪（同県松阪市）との境界をめぐる訴訟で、徳川御三家である紀州藩の威光にもひるむことなく、公正に裁きました。江戸の町奉行時代には、防火建築の奨励や火の見制度の確立を行い、江戸の防火体制を強化するなど江戸の都市政策にも尽力しました。

しかし私たちに大岡越前の名が広く知られているのは、時代劇「大岡越前」の大岡裁きでしょう。中でも「三方一両損」は、三両入った財布を拾った左官の金太郎と落とし主の大工の吉五郎が、お互いに江戸っ子として「いらない」と張り合った間に入り、預かったその三両に大岡が一両を足して四両にして、両人が二両ずつ納得して受け取れるようにしました。三人が一両ずつ損をするという人情味あふれる「大岡裁き」は心の琴線にふれる話です。

このように時代劇の人情味あふれるイメージの名奉行・大岡越前ですが、大岡が書いた「大岡越前守忠相日記」に痔で悩んだとの記載があります（渡邉賢治「肛門科の徒然日記（7）」『京都保険医新聞』第3106号、2021年）。この日記の中に、寛保3年（1743年）1月15日から17日までの3日間に痔で悩んでいたことが書かれています。そこには「痔血走り、今日まかり出ず在宅」と記載されています。

また他の文献でも次のように説明されています。

1月15日の朝、大岡は痔からの出血と激痛で目が覚め、2日後に控えた公用の行事に参加できないと、行事の責任者である稲生正武に伝えました。さらに翌日、「ことのほかのぼせが強く、目がまわる」と貧血を疑わせる症状を訴え、結局行事は中止となりました。「大岡越前守忠相日記」は元文2年（1737年）から15年間にわたる公務日誌ですが、痔を理由に仕事を休んだと記載されたのは、この時だけでした。よほど症状が強かったのでしょう。（山本健人「「大岡越前」も苦しんだ肛門の病気…「いぼ痔」になりやすい人の5つの生活習慣」ダイヤモンド・オンライン、2022年）

さて、大岡越前が苦しんだ肛門の病気はどのような状態だったのでしょうか。おそらく以前から持って

大岡裁きの途中、「アレッ？　また痛み出してきたな」

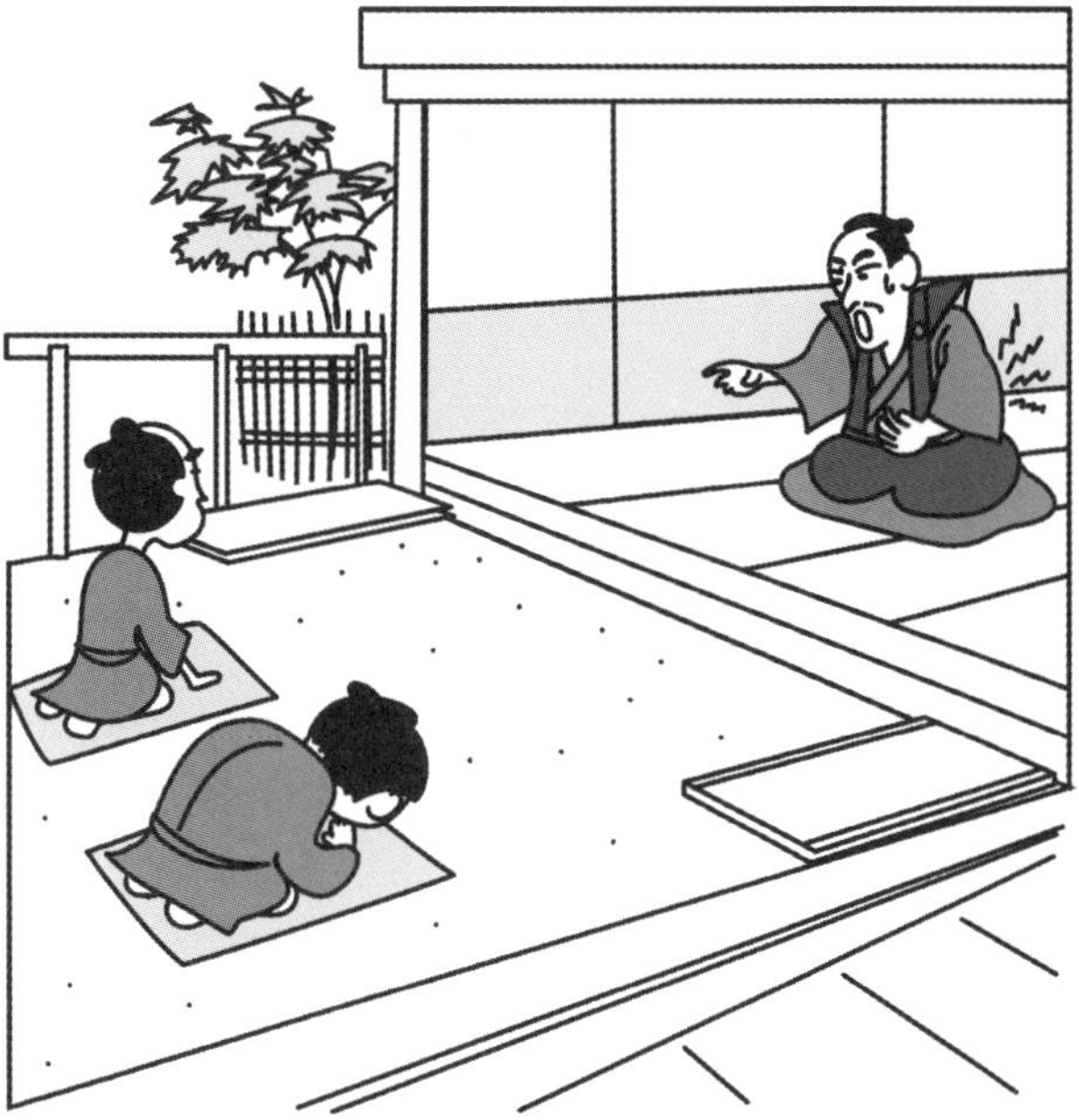

いたいぼ痔（痔核）が、1月の寒さと公務のストレスとが重なって出血が起こり、さらに症状が悪化して激痛を伴うようになったのでしょう。

いぼ痔（痔核）は、肛門の粘膜の下にある血管を含む組織が腫れて、出血や脱出する肛門の病気です。

肛門と直腸の境目（歯状線）より内側にあるいぼ痔を内痔核《ないじかく》、外側にあるのを外《がい》痔核《じかく》といいます。内痔核の症状は、通常出血だけで痛みはありませんが、腫れがひどくなったり、血豆（血栓《けっせん》）で血管が詰まったりすると痛みが出てきます。大岡越前は内痔核がひどくなり、出血と激痛に苦しんだのでしょう。

いぼ痔の予防には排便管理と生活習慣が大切です。排便管理では、排便するときに強くいきまないこと、そして便座に長く座っていないこと（トイレは5分以内に切り上げること）です。生活習慣としては、一日中座る姿勢を続けないこと（時には立つ姿勢や軽い体操をすること）、そして繊維性食物や発酵食品を十分取って便通を整えることです。

❾旅で切れ痔が悪化した松尾芭蕉

松尾芭蕉（1644年～1694年）は、江戸時代の俳人で、俳諧紀行「おくの細道（奥の細道）」は日本の紀行文学の最高傑作といわれています。

芭蕉は、先達である西行の500回忌にあたる1689年（元禄2年）の3月27日、弟子の曾良を伴い江戸から東北・北陸を経て美濃までの国々を回る旅に出ました。西行の歌枕や名所旧跡を訪れ、多くの名句を詠みました。

夏草や兵《つわもの》どもが夢の跡《あと》（岩手・平泉）
閑《しず》かさや岩にしみ入る蝉の声（山形・立石寺）
五月雨《さみだれ》をあつめて早し最上川（山形・大石田）

荒海や佐渡によこたふ天河《あまのがわ》（新潟・出雲崎）

約5カ月間、600里の「おくのほそ道」の旅を終えた芭蕉は近江の弟子を尋ね、滋賀郡国分で静養しました。この頃、芭蕉は持病の痔に悩まされていたといわれています（伊藤善隆『芭蕉の生涯（佐藤勝明編）』ひつじ書房、2011年）。

このように芭蕉は持病である痔と疝気《せんき》（胃腸病）に終生悩まされ、この症状を門人たちへ手紙にしたためています（今栄蔵『新芭蕉講座（7）—書簡編』三省堂、1995年）。

拙者下血痛《せっしゃげけつつうみ》候而《さうらひて》、遠境あゆみがたく、伊賀に而《て》正月初《はじめ》より引込居《ひっこみをり》申候。（元禄3年3月10日、杉風宛より）

芭蕉は「私は肛門からの出血と痛みで、遠くへは出かけられません。伊賀の地で、正月から引っ込んでいます」と、痔による出血と痛みで遠くへ出かけられない様子を切々と門人・杉風に訴えています。

さらに門人・如行に宛てた手紙には「持病下血などたびたび、秋旅《あきたび》四国・西国《さいこく》もけしからず（よくない）、先《まず》おもひとどめ候」（元禄3年4月10日、如行宛より）とあります。

持病の痔による肛門からの出血がたびたびあり、秋の四国と西国への旅はよくないので、まずは断念します、と思うように四国・西国への旅に出られない無念さを訴えています。

1694年（元禄7年）9月、不仲な門人二人の仲を取りもつ心労で体調を崩し、10月12日大阪で門人たちに看取られながら息を引きとりました。

旅に病《や》んで夢は枯野をかけ廻《めぐ》る

（辞世の句）

現代医学から芭蕉の痔について考えてみましょう。従来から持病として抱えていた痔

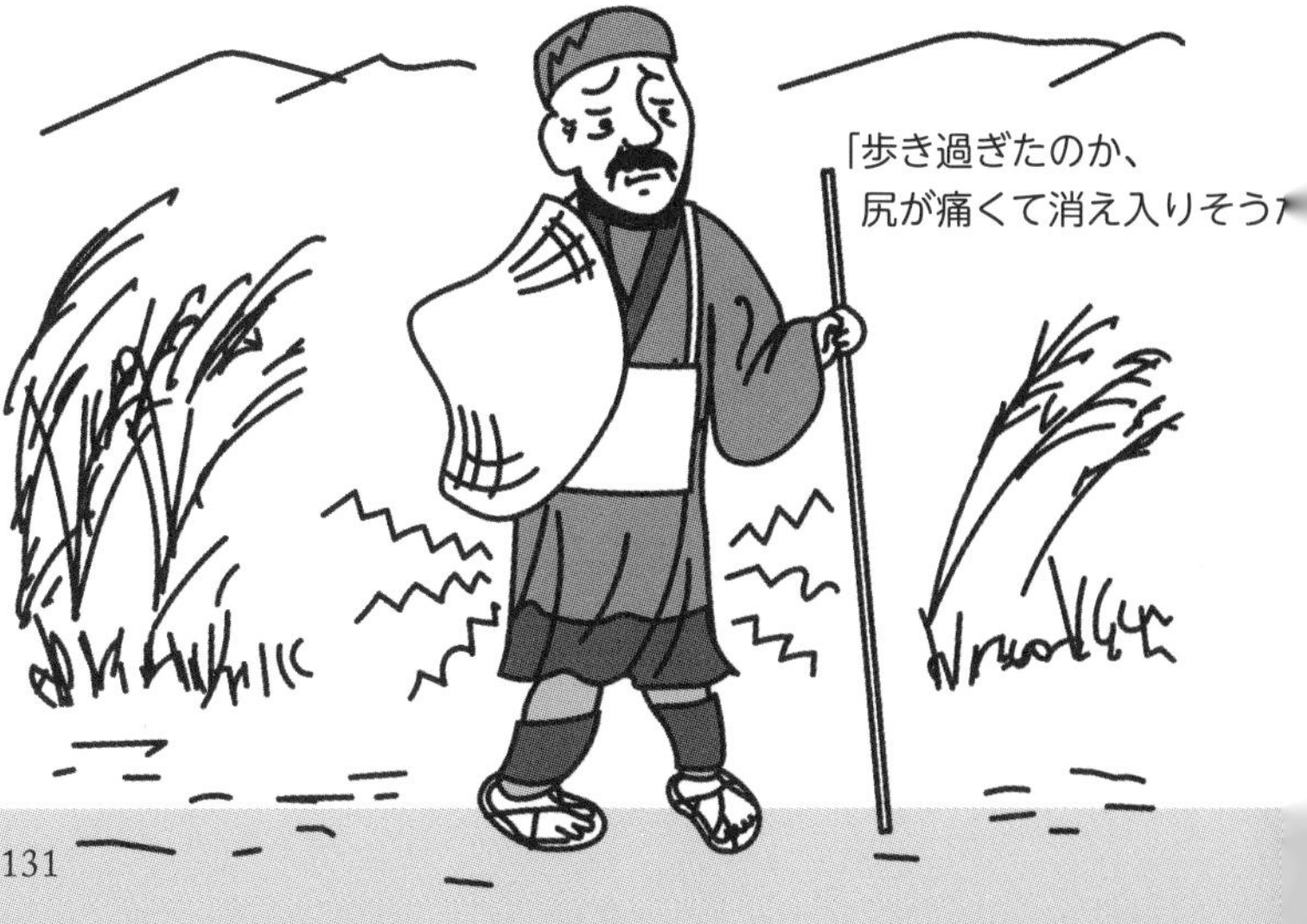

が、600里も歩いた「おくのほそ道」の旅で肛門に負担がかかり、症状が悪化したのでしょう。

主な症状が肛門の痛み、しかも激痛、そして出血を伴っていたことから、痔の中でも切れ痔（裂肛《れっこう》）だったと考えられます。

切れ痔は、硬い便で肛門の壁が切れる状態です。傷の痛みで肛門が閉まり、排便困難となって便が硬くなり、さらに肛門の傷がひどくなるという悪循環が起こります。この悪循環を断ち切るため、硬い便を軟らかくする必要があります。治療は、先ず硬い便を軟らかくするために緩下剤（酸化マグネシウム）を投与し、さらに傷ついた肛門に鎮痛と傷の治癒を促す坐薬または軟膏を用います。慢性化して肛門が極端に狭くなっている場合は、手術治療が必要となります。

⑩ 船酔いと下痢で動けなかった勝海舟

勝海舟（1823年〜1899年）は江戸幕府の幕臣で、初代海軍卿や幕府陸軍最後の総裁を務めた人物です。戊辰戦争では官軍参謀の西郷隆盛と談判し、江戸城無血開城に導いたことはよく知られています。維新後も幕臣ながら新政府に仕え、要職につきました。

ただ晩年は恵まれず、孤独な最後だったと伝えられています。

1899年1月19日、風呂上がりにトイレに寄った後に倒れ、侍女に生姜湯を持ってくるように頼んだが、間に合わないとして持ってこられたブランデーを飲んですぐに脳溢血により意識不明となり、息を引き取った。（服部敏良『事典有名人の死亡

診断近代編』吉川弘文館、2010年）

勝海舟のドラマで山場の一つとなるのが、咸臨丸《かんりんまる》での渡米でしょう。勝は日米修好通商条約批准のため1860年（万延元年）、咸臨丸に乗ってアメリカ・サンフランシスコへ派遣されます。正使・新見正興らが乗船したアメリカの軍艦ポーハタン号を護衛する咸臨丸には司令官・木村摂津守、艦長・勝海舟、通訳・中浜万次郎、従者・福沢諭吉ら、そしてアメリカ人のブルック大尉が乗船しました。

咸臨丸による太平洋横断は、当時の日本にとって難しい事業でした。

浦賀を出帆した3日後から暴風雨に見舞われる。ピッチングが激しく波が甲板に打ち込み溢れ、1メートルを越えて川のように流れている。ブルックの日記には「非常に荒い海で、しばしば波が打ち込む。日本人は全員船酔だ。艦長の勝は下痢、提督の木村は船に酔っている」と書かれている。（土居良三『咸臨丸海を渡る』中公文庫、1998年）

咸臨丸での渡航時、勝は軍艦奉行木村摂津守の下で教授方頭取を務めました。しかし、勝は出航後すぐに激しい船酔いに苦しみ、アメリカ到着までに三回しか船室から出てこなかったと言います。まったく役に立たなかったのです。（原田伊織『消された「徳川近代」明治日本の欺瞞』小学館、2019年）

このように勝は、艦長として咸臨丸に乗りこんだものの、激しい下痢と船酔いに苦しんだようです。

私が注目するのは、勝が船酔いと下痢に苦しみ、アメリカへの往路約1カ月半の間に3回しか船室から出てこられないほどの激しい下痢症状だったことです。

咸臨丸での1カ月半という短い期間の記録だけでは、数カ月以上にわたって診察した上で診断する過敏性腸症候群であったかは分かりません。しかし弁舌家で調停能力があり、

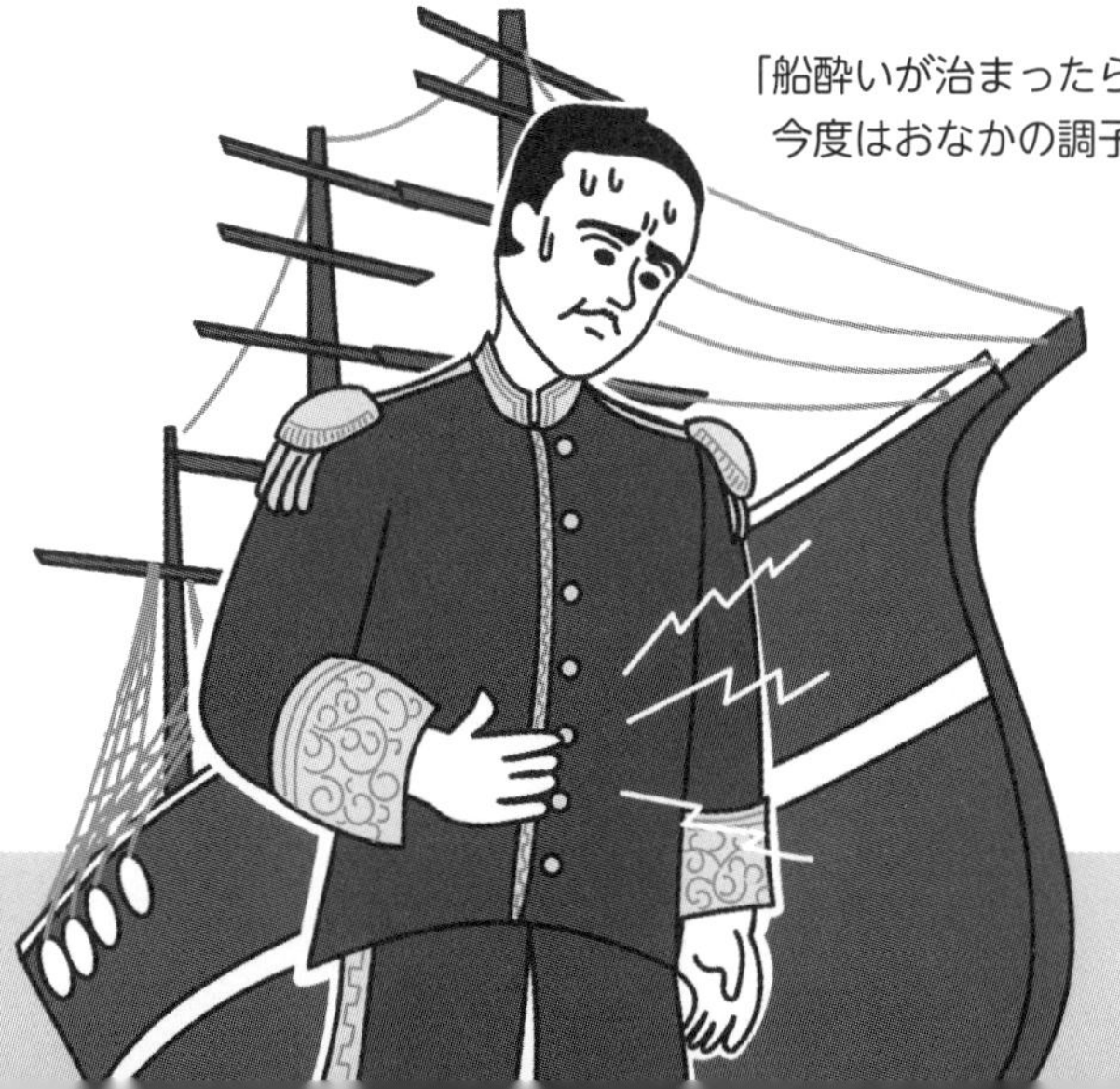

幕末を生き抜いたしたたかな勝が性格的にストレスを発散しづらい人がなりやすい過敏性腸症候群とは思えません。

下痢には1～2週間でおさまる急性下痢と、数週間以上続く慢性下痢があります。持続期間からみると、勝の場合は体質的な慢性下痢でしょう。治療は、原因となる病気がなければ対症療法となります。症状の程度に応じて絶食で腸管を安静にしたり、脱水には水分・電解質の補給を点滴したり、あるいはスポーツドリンクの飲水で行います。下痢止めは、必要なときには投与しますが、無理に下痢を抑える必要はありません。

おわりに

　私は、長らく大学附属病院で主に大腸肛門疾患の診療と研究に従事してきましたが、6年前に民間病院で「べんつう」異常の専門外来を立ち上げ、以来、高齢者の便秘症や便もれ（便失禁）の診療に携わっています。

　今回、本書を刊行するきっかけとなったのは、コロナ禍でした。巣ごもりによるストレスや運動不足が重なり、便秘を訴える患者さんが急に増えました。そのような折、京都新聞社文化部から「べんつうのおはなし」と題する連載記事を依頼され、コロナ禍の健康管理の一助になればと引き受けました。

　これまで便秘症は「女性に多く、治療は市販の下剤（刺激性）で事たりる」程度の病気と一般に考えられていたようですが、最近の調査では70歳を過ぎると男性も女性と変わらない頻度で便秘症に悩むことが分かりました。また刺激性下剤の長期間投与による習慣性や依存性が指摘されていたところ、副作用の少ない有効な新薬が開発されるなど医療も発展し続けています。そこで、便秘症に対する新たな考え方や治療法を読者の皆様に知っていただきたいと思いました。

「べんつう」異常を正しく理解するためには、まず健康な「べんつう」のメカニズムを知る必要があります。例えば便秘症であれば、どこに異常が生じて起こるのか、そしてその治療はどうすればよいのかを本書では説明しました。特に強調したかったのは、健康な「べんつう」を保つには規則的な生活、食事、そして便意を大切にして正常な腸管運動を維持することです。新薬をはじめとする便秘薬は、あくまで腸管運動を促す補助的な手段に過ぎません。

後半の「偉人編」では資料集めに苦労しましたが、偉人たちの「べんつう」異常を現代医学の知見から捉え直し、どのように整えるかを考えてみました。

専門的な内容を読者に平易な言葉で分かりやすく説明するのに、京都新聞社編集委員の稲庭　篤記者にご助言いただきました。改めてお礼申し上げます。本文中のイラストは、医学の専門的な内容を含みますので、私の同僚であった加藤久尚医師にお願いしました。厚くお礼申し上げます。

著者
岩井　直躬（いわい　なおみ）
京都府立医科大教授
　　同　　　　病院長
明治国際医療大学長を経て
向日回生病院理事長
　向日回生病院にて「便通異常外来」を開設
著書　　「排泄リハビリテーション」
　　　　「小児大腸肛門疾患の診断と治療」など
学会役員　日本外科学会特別会員
　　　　日本小児外科学会名誉会員
　　　　元日本大腸肛門病学会評議員

［イラスト］　加藤　久尚（かとう　ひさたか）
　　　　京都府立医科大専攻医（小児外科）
　　　　京都第一赤十字病院医長（小児外科）等を経て
　　　　京都田辺中央病院副部長（小児外科）

べんつうのはなし
排便の悩み解決

発行日　2024年1月16日　初版発行
著　者　岩井　直躬
発行者　枚本　修一
発行所　京都新聞出版センター
　　　〒604-8578　京都市中京区烏丸通夷川上ル
　　　Tel. 075-241-6192　Fax. 075-222-1956
　　　https://www.kyoto-pd.co.jp/book/

印刷・製本　株式会社京都新聞印刷
ISBN978-4-7638-0788-5　C0047